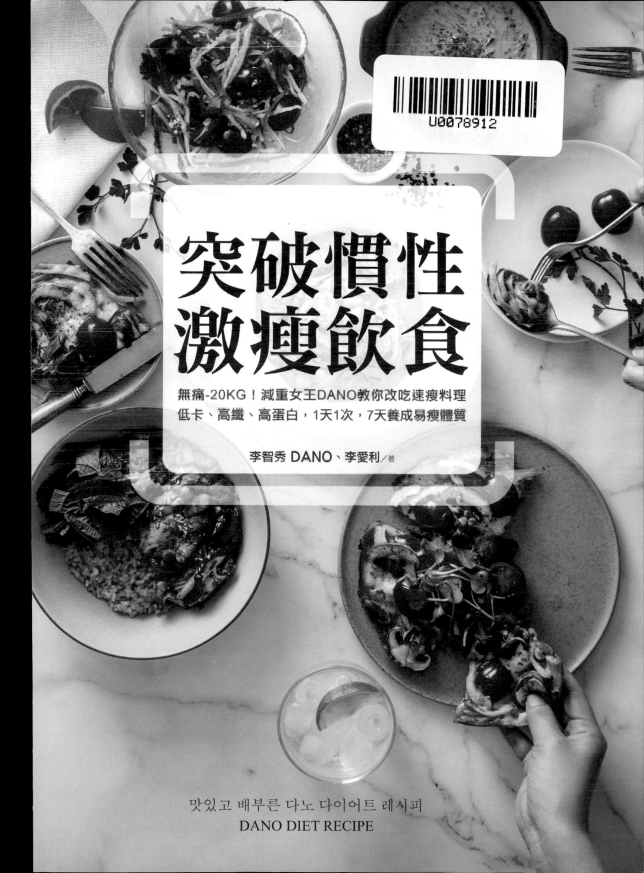

突破慣性
激瘦飲食

無痛-20KG！減重女王DANO教你改吃速瘦料理
低卡、高纖、高蛋白，1天1次，7天養成易瘦體質

李智秀 **DANO**、李愛利／著

맛있고 배부른 다노 다이어트 레시피
DANO DIET RECIPE

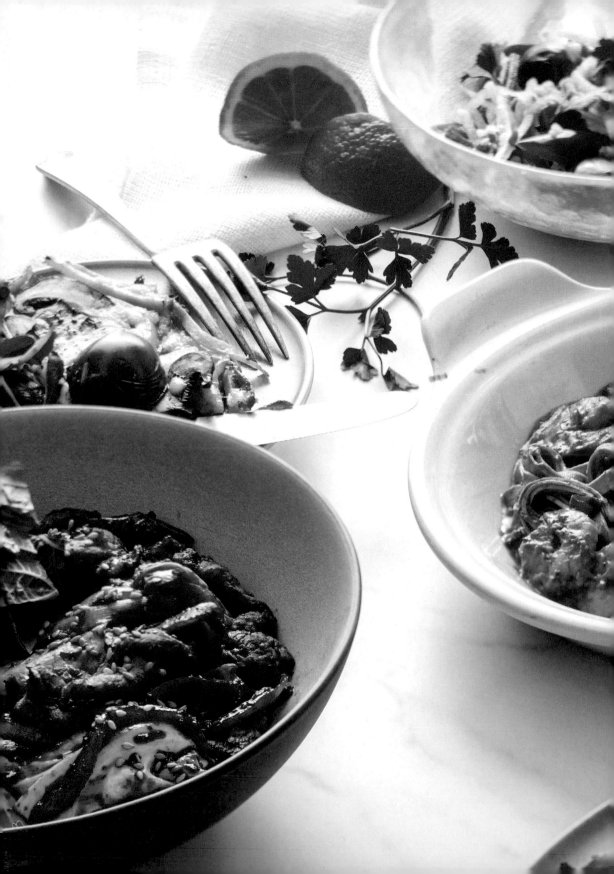

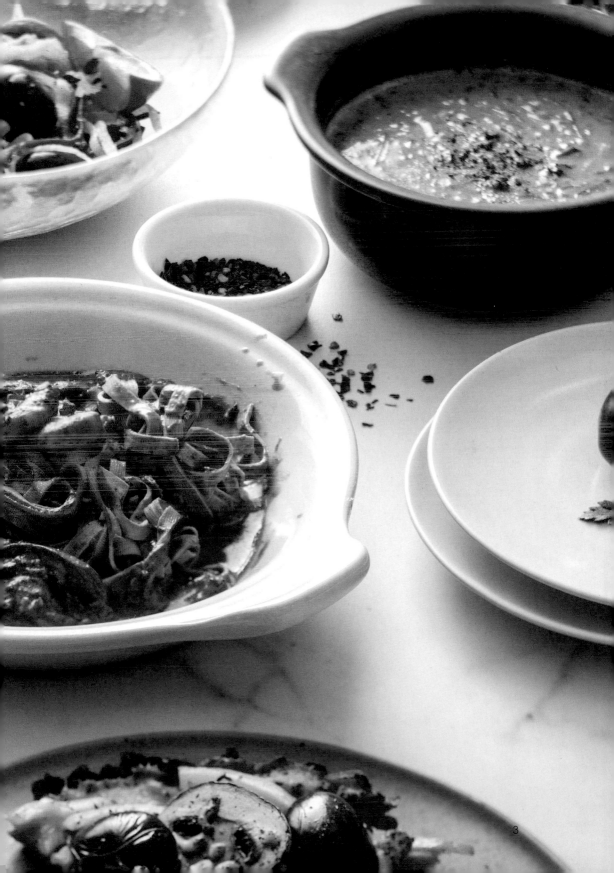

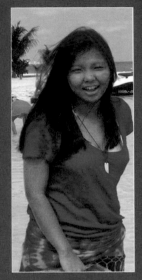 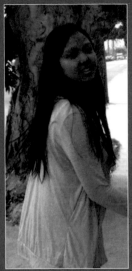 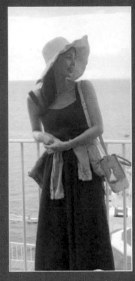

since 2010 ————————————————————————————→ ing

成功瘦下 20 公斤，8 年不復胖！
任何人都能奉行一生的瘦身祕訣，
就是「突破慣性」！

為了趕快看到外型上的改變，從前我沒有仔細聆聽身體的聲音，只是一味克制食欲、拚命運動，就這樣持續勉強自己少吃多動，做些現實中難以持久的行為，長時間下來令我深感挫折，也越來越不知道自己到底在幹嘛。於是，我決定站出來對抗韓國極端的減肥社會風氣，吶喊：「我要改變減肥型態！」然後在 2013 年毅然決然地投入減肥產業。

不過，實際投入之後，別說是要改變型態了，連存活下來都很困難。在韓國，「瘦身美體」可說是競爭最激烈的產業，減肥的方法無時無刻都在改變，企業的生命週期也非常短，簡直是紅海中的紅海。

創辦減重 & 健身品牌「Dano & Fitness」的八年來，看到許多減肥食品、減肥輔助品、食欲抑制劑就像彗星一樣，突然短短一兩年內爆紅，之後就消失得無影無蹤。此外，媒體上總是有光鮮亮麗的藝人代言減肥產品，標榜著「不用努力就能瘦」，看到這些誇張的廣告台詞，說不會擔心是騙人的。我的經營理念是告訴大眾「可以奉行一生的減肥方式」，光靠那些減肥產品和速效的減肥方式是無法做生意的。我的目標並不是追求締造出某項產品的超高營業額，而是讓每一位顧客都能了解我們的減肥觀念，並持之以恆地聚焦在「健康瘦身」的本質上；我們不斷地強調這一點，甚至到自己都快要厭煩的程度。

為了能長久貫徹我們的信念，「Dano & Fitness」創造出一個跟舊有減肥概念區隔開來的關鍵字，那就是「突破慣性」，而這個關鍵字在韓國引起大家「爆炸性」的迴響。不誇張，真的是爆炸性！現在「突破慣性」在韓國瘦身文化中已經占有舉足輕重的地位，我為此感到非常驕傲，相對地也感受到我的責任有多麼重大。與其花時間研究產品銷售量或是思考如何打敗競爭對手，我寧願多花一點氣力跟來到「Dano & Fitness」的顧客們溝通。因為我認為，當我真心把客人的身體當成我自己的身體來看待，我就能打動對方。

　　這本書整理收錄了「Dano & Fitness」最精華的食譜，是在累積150萬人追蹤的DANO頻道上最受歡迎的料理。我在一對一的線上減重課程「MYDANO」指導過十五萬人的飲食習慣，現在我將這些「突破慣性」的飲食技巧公開，全部收錄在這本書中，完全不藏私。希望這本書不只是一本單純的減肥食譜書，而是能成為你嶄新人生的起點，改變你面對食物的態度、改變你跟飲食的關係。

　　想像你在廚房備料、煮出香噴噴的料理後，再美美地裝盤享用，像這樣為自己用心料理的時間越來越多之後，相信在不久的未來，健康的習慣會深深扎根在你的生活中。讓我們一起努力，我真心為你加油！

本書作者　李智秀（DANO）

希望能透過美味又飽足的食譜
為您的健康生活加油！

—— 李智秀 DANO

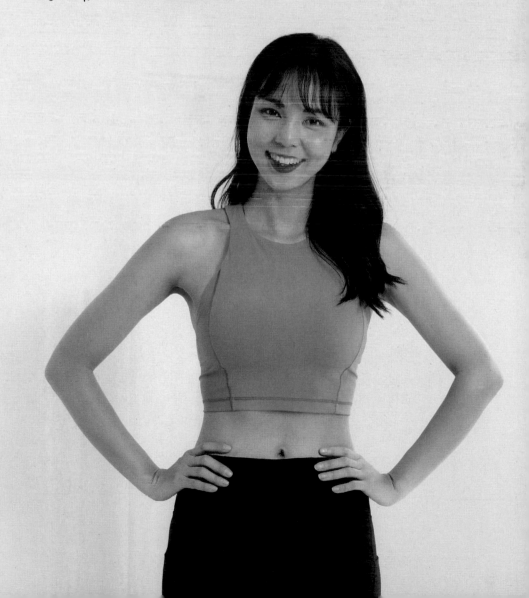

CONTENTS

0

DANO's BASE

只增美味不增胖！
DANO 速瘦料理的
萬用基本配備

1

BOOSTER

暴飲暴食後的隔天，
想吃得無負擔的
激瘦低卡料理

✽ Special page

2

PROTEIN

運動的日子，
想補充滿滿蛋白質時的
增肌減脂料理

3

CHEAT DAY

食欲大爆發的日子，
想滿足口腹之欲的
高纖飽足料理

4

DESERTS

筋疲力盡的日子，
需要補充糖分的
美味不發胖甜點

+

附錄

一輩子不復胖的祕密，「突破慣性」 ———————————

在韓國，已經有超過 150 萬人使用「突破慣性」計畫來瘦身，
韓國女生都在偷偷使用這個技巧，你也快學起來！

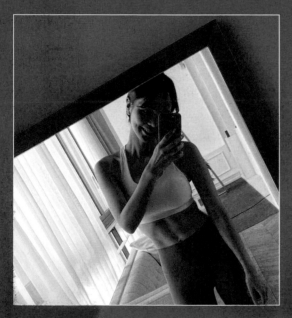
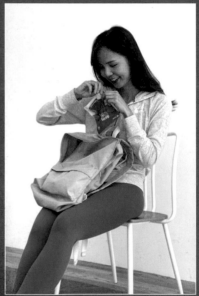

● 什麼是「突破慣性」？

「突破慣性」是一套自我管理方法，透過對自己身體狀況的理解為基礎，藉由調整環境和思考邏輯，從簡單又單純的行動開始做起，再透過反覆行動累積成就感，讓自己能在日常生活中自然而然養成好習慣。在韓國，已經有超過 150 萬人使用「突破慣性」計畫來瘦身，在本書裡，我會教你如何使用這個技巧來安排一天三餐，並且成為你堅定的領跑者，陪在你身邊。

你為什麼想要減肥？原因可能有好幾個，不過其中一定包含著「想要更愛自己、更疼惜自己」的心意。

如果你之前嘗試過的減肥方式曾經傷害過你的身體，那麼我真心希望你一定要閱讀這本書。請不要以為短時間的激烈減重沒什麼，而是要思考你的整個人生。從前我因為壓力過大、運動不足導致急遽變胖，後來雖然成功減了超過二十公斤，卻賠上了身體健康。現在的我，會開心大口吃著我想吃的東西，絲毫不會有罪惡感，而我不復胖的祕訣就是「突破慣性」。這個治本的減肥方式不會讓你糾結在體重數字上，而是讓好的習慣在日常生活中扎根，因為已經融入生活，所以你不覺得自己是在忍耐，這就是我所宣揚的減肥理念。

為了讓瘦身中的各位不用再斤斤計較每天吃進去的食物，本書收錄了我平常自己就會常常煮來吃的料理，零廚藝也能完成，而且好吃又有飽足感！

「突破慣性」讓我重新瞭解自己、定義自己，也讓我清楚整理我的喜好。我並不是要你像修道僧人一樣跟所有的食物訣別、經歷殘酷的修煉。人人都會突然湧出食欲，但「突破慣性」的訓練能讓你仔細思考，「這個食物是否讓我的身心感到舒服？」、「這個東西是不是不吃也沒差？」，而不會輕易受到當下食欲的操縱。我會保持警戒性思考，吃進身體真正需要的食物，慢慢地，跟這些讓我變得幸福的食物締結健康的關係。

DANO 速瘦料理的三大特點 ——————————————

許多減肥食譜都是冷冰冰的生菜沙拉，

但對亞洲人來說，熱騰騰的飯菜才是有靈魂的料理。

我設計這些食譜的出發點是，

當你感到沮喪時，希望一桌健康美味的飯菜能帶給你安慰，

甚至能讓減肥減累了的內心獲得滿足。

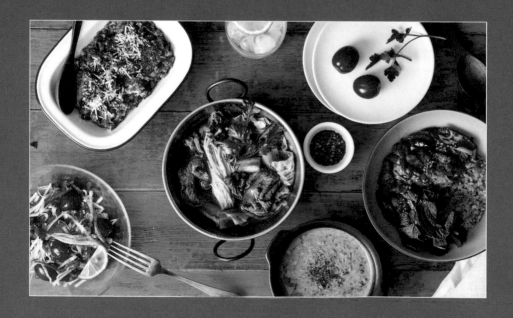

第一，真正輕鬆、省時又簡單的快速料理。

若要捨棄幾十年來已經扎根在你生活中的飲食習慣，開啟新習慣的第一步，必須以最輕鬆、最簡單的方式開始。這本書收錄的所有食譜，烹飪時間短則五分鐘、最長也絕不超過二十分鐘。我們將從前在線上減重課程介紹過的食譜重新測試，反覆實驗能省下更多時間的方法，將作法簡化再簡化之後才收錄於本書。這麼做的目的，正是為了讓忙碌的學生、上班族以及需要長時間照顧小孩的媽媽，每一個人都能在生活中抽出一點空檔，開始鼓起勇氣為自己料理，養成健康的飲食習慣。

我曾經看過一本瘦身食譜書，雖然照片看起來好看又好吃，但實際上嘗試時，才發現幾乎都是難以取得的食材，根本做不出來。所以本書的每一道食譜，我大部分都使用能夠在超市方便買到的食材。此外，考慮到租屋族的廚房可能只有微波爐和平底鍋，所以我也大膽地刪除需要用到烤箱或氣炸鍋的料理。

第二，絕對美味，讓你減肥也能享受美食。

請打破「好吃就會胖、難吃才會瘦」的偏見。加工食品和調味料中的人工香料會讓味覺變得遲鈍，所以你現在要學習的是慢慢改變口味，讓自己能懂得享受天然食材原有的香味和口感。相信我，食物的原味非常美妙，只要有好的食材和適合的料理方法，在家也一定能做得出來。

第三，吃得飽，不用忍耐飢餓感。

本書所收錄的食譜絕不會讓你透過「少吃」來達到減肥的效果，而是要矯正根本的問題——讓你的大腦不會渴望更多食物，而方法就是「吸收營養密度高的食物，補充體內所需的多樣微量元素」，透過豐富的膳食纖維，帶給你持久的飽足感。

DANO 速瘦料理的組成原則 ————————————

如果你已經下定決心要調整飲食，接下來你會開始煩惱：「今天起我該吃什麼？我該怎麼吃？我該吃多少？」你可能會參考知名網紅的飲食方式，隨身攜帶電子秤，秤量所有食物的重量。不過，我建議你先暫緩這種做法，因為這麼做既耗時又費力，減肥初期的熱情一旦消逝，這種方法很快就會不了了之。最好的飲食計畫要「夠簡單又容易執行」，例如以下我所要介紹的「4321 飲食法」，不需要複雜的計算，只要記住構成構成一餐的四大要素即可。

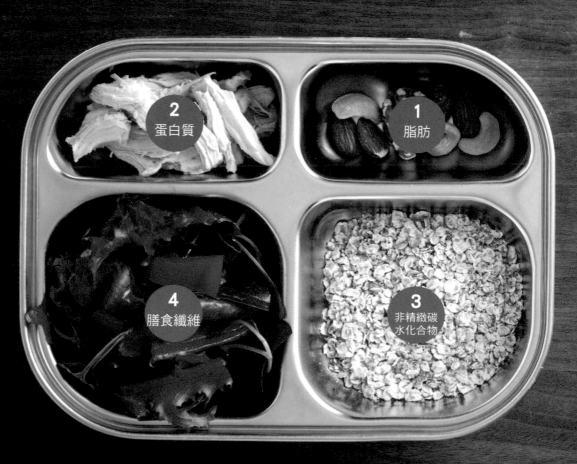

● 什麼是「4321 飲食法」？

「4321 飲食法」是指 40% 的蔬菜量（略少於餐盤*的一半），30% 的非精緻碳水化合物，20% 蛋白質和 10% 的脂肪，例如左頁的餐盤。這個飲食法不僅符合人體一天所需要攝取的營養比例，也能夠從多種原型食物來攝取優質營養素。只要記住這個大原則，不管你是自己煮還是外食，都能在腦海中想像一個盤子，自然而然地調整餐桌上的菜單和分量。初學者建議購入具有間隔的餐盤，就能更輕鬆地控制食物分量。

* 餐盤的大小就是一餐的分量。此分量會根據每個人的身高、體重、一日身體活動量而有所不同。最適合自己的餐盤分量，是吃完盤子上所有的食物後會有「剛剛好的飽足感，不會感到過飽或太餓」。

4 膳食纖維和微量元素 40%

一餐建議攝取一份蔬菜，一日建議攝取兩份以上的蔬菜。像萵苣、紫蘇葉、蘿蔓生菜、羽衣甘藍、青江菜、芹菜、菠菜等葉菜類，生吃時可以攝取豐富的維他命和微量元素；甜椒、青花菜、花椰菜、洋蔥、茄子、香菇、高麗菜等偏硬的蔬菜，可以用蒸的或用炒的，不只方便食用也可以幫助消化。

3 非精緻碳水化合物 30%

我們平常最常吃的白飯和麵包，都屬於「精緻碳水化合物」。這些穀物在精煉化的過程中，已經流失了大量的微量營養素。因此，請用糙米飯取代白米飯，用全麥、黑麥、糙米麵包取代一般的白麵包；至於麵條類，請選擇蕎麥含量高的麵類或全麥義大利麵。當飯或麵包等主食吃膩時，可以選擇根莖類作物來替代，像南瓜、地瓜或馬鈴薯都屬於非精緻碳水化合物，讓每一餐更富有變化。

2 蛋白質 20%

一餐中至少要有一份以上的蛋白質。當然脂肪含量低的雞胸肉是最好的，但我也推薦牛臀肉、牛腱肉、豬後腿肉等脂肪較少的肉類，也可以選擇一份海鮮、兩顆雞蛋或半塊豆腐來替代。

1 脂肪 10%

大部分的蛋白質都含有脂肪，所以只要再另外多攝取一點點，就能輕鬆達到一日所需的分量。我建議可透過沾醬或橄欖油攝取，或是在菜單中加入堅果、起司、優格等食物當作點心。

DANO 教你聰明看懂營養標示表 ————————

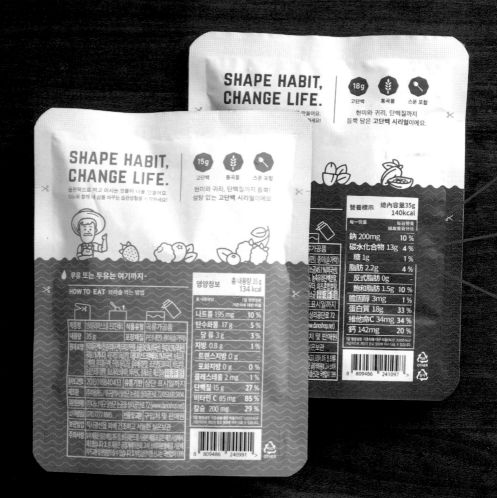

購買食物時，你有認真看過「營養標示表」嗎？如果你總是從卡路里開始看起，從現在開始你一定要改掉這個習慣。只是一味地限制卡路里的總攝取量，反而會讓控制飲食的效果大打折扣。你知道嗎？當我們的身體感受到飢餓，就會想要囤積脂肪；相反地，如果我們吃了營養素豐富且多元的食物，再配合一點運動，就能快速燃燒脂肪。看懂營養標示表很簡單，主要看三項成分，了解這點十分重要。

● 營養標示表 CHECK POINT

①

鈉

根據台灣衛生福利部建議，鈉的一日建議攝取量不宜超過2,400毫克（即6公克鹽）。一匙鹽等於5,000毫克（5公克），所以應攝取量其實非常少。如果攝取過多的鈉，水分會進入細胞內導致細胞變大、造成身體浮腫；相對地，若一直維持在低鹽、無鹽的狀態，那麼一旦突然攝取過多的鈉，臉部或手腳就會腫脹。所以不能攝取過多也不能過少，必須要適量。如果那一天的飲食內容比較重口味，可以攝取含鉀的生菜維持平衡。

②

碳水化合物

碳水化合物是由醣類和膳食纖維組成的營養素。之所以吃太多碳水化合物會變胖，就是因為攝取過多的醣類。醣類還可根據構成數量分為單醣及多醣，單醣只有一種醣類，消化得很快、飽足感低；多醣則有多種醣類，構造較大，所以消化得慢、飽足感高。也就是說，同樣都是碳水化合物，應該要吃像糙米之類的複合性碳水化合物，或者像富含膳食纖維的地瓜，飽足感才會持久！碳水化合物的一日建議攝取量會依體重、活動量和脂肪攝取量而有相當大的差異，可參考第17頁的「4321飲食法」，調整碳水化合物在整體食物分量中比例，就不用一一秤重。

③

糖

減肥的人要控制糖攝取量並非單純因為熱量，而是糖會造成「血糖飆升」。血糖飆升是指血糖急遽上升後又急遽下降，吃越多含糖量高的食物，血糖上升後下降的速度就會越快，也會立刻感到飢餓。100公克的食物中，糖類必須控制在5公克以下，一日不要超過25公克。

＋DANO速瘦料理不會特別計算卡路里，因為你吃進去的卡路里跟身體實際吸收的卡路里不同。卡路里不是營養素，只是一種衡量能量的指標而已。卡路里相同的食物當中，有些會讓人上癮，有些會刺激賀爾蒙，有些會促進或減緩新陳代謝，有些則會讓腸內增加多種微生物。所以如果吃下優質食物，幫助腸道維持在最佳的環境，並且讓飽足感持久，那麼就算吃下同樣的卡路里，也能讓身體變得更健康。

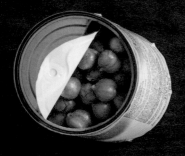

鷹嘴豆

植物中，蛋白質最豐富的食物就是豆類！鷹嘴豆是來自中東的食材，優點是豆腥味不強，蛋白質含量高。經常放在沙拉上當作點綴，也可以磨碎後製作成鷹嘴豆泥。如果購買已經燉煮過的豆子，就不需要浸泡，也能縮短熬煮的時間，非常方便。

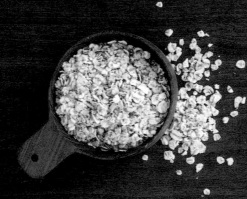

燕麥片

這是 DANO 速瘦料理中最常用的食材，通常用來取代米飯，磨碎後也適合取代麵粉。市面上有許多種類的燕麥片，最推薦能快速料理的傳統燕麥片（Rolled Oats）、即食燕麥片（Quick Oats）和燕麥粥（Porridge）等類型。

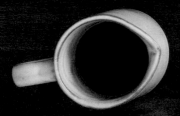

魚露

韓國料理經常使用魚露，根據不同料理還細分成不同種類，最常見的是「鯷魚（鳳尾魚）魚露」和「玉筋魚魚露」，而本書中最常用的是「鮪魚魚露」，台灣可以在網路商店或是韓國食品店購得。要注意的是，魚露的鹹味很重，所以請搭配整體的味道，分次倒入一點點即可。

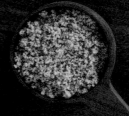

杏仁粉

在素食烘焙中，可直接使用杏仁粉取代麵粉的用量。杏仁含有對健康有益的不飽和脂肪酸和膳食纖維，就算不另外放入奶油、牛奶或雞蛋等動物性食材，也能做出濃郁的味道。

檸檬汁

自己動手榨檸檬汁也很好，但直接買一罐優質檸檬汁會更方便。我推薦非濃縮的鮮榨檸檬汁，請選擇沒有其他添加物且檸檬汁含量高的產品。

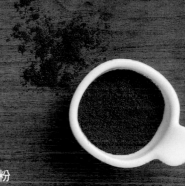

無糖巧克力粉

無糖巧克力粉的特點是完全沒有甜味，苦味很重。如果想要呈現我們所熟悉的甜甜巧克力味，可添加蜂蜜或料理糖漿（註）。

註，韓國人會用料理糖漿來增加食物的光澤和風味，一般使用在滷肉及涼拌料理，醬汁會變得濃稠且有光澤。台灣可以在超市或韓國食材店購得，也可以直接用一般果糖或蜂蜜替代。

希臘優格

希臘優格的製作過程比一般優格更為繁複，吃起來的質地更為濃郁，蛋白質含量較高，價格也較昂貴。請選擇沒有甜味，帶點酸味且質地黏稠的優格，用來取代高熱量的鮮奶油，吃起來口感接近卻非常健康。

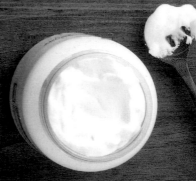

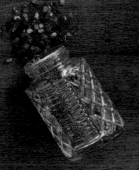

辣椒粉

在料理之中加一點辣味，原本平淡的食物也會變得非常美味。可以加點辣椒粉分散味道，就不會只有鹹味。可依照料理種類或個人喜好，選擇義大利辣椒粉（Peperoncino）、日本七味粉或韓國辣椒粉。

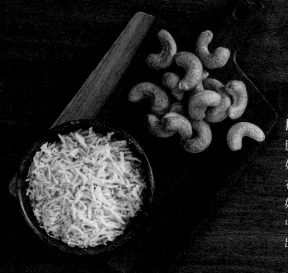

腰果

腰果不苦而且口感溫順，就像牛奶一樣綿密而且有濃郁的香味，在素食料理中常用來取代起司或奶油。加入之前可先稍微放在鍋中乾炒，腰果內含的油脂會釋出，香味加倍。

起司

起司是欺騙餐（註）的常用食材，不只可以帶來濃郁的香味，也能提供飽足感。調味時可加起司取代鹽。請儘量不要購買加工起司，選擇天然起司！本書中的食譜最常使用莫札瑞拉起司和帕瑪森起司。

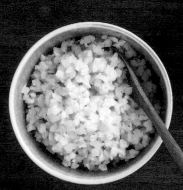

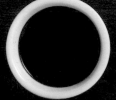

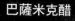

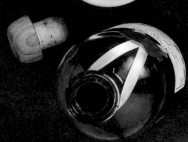

巴薩米克醋

西式料理中的巴薩米克醋就好比台灣料理中的醬油，不只會用在沙拉上，還可用在各種肉類料理中，增添獨特的深層甜味和鮮味。其味道會隨著熟成期間和廠牌而有些許不同，本書中使用的是義大利蒙加佐力（Mengazzoli）的巴薩米克醋。

花椰菜米

這是近日風靡減肥界的食材，一提到白飯的替代品，第一個就會想到花椰菜米。由於花椰菜葉梗處理起來較麻煩，比起使用新鮮的花椰菜自行製作（見 P42），更建議直接購買冷凍花椰菜米。

註：欺騙餐的英文是「Cheat Meal」，意思就是「吃一餐欺騙餐，騙過我們的身體」。當一個人經過嚴格的飲食控制後，身體機制會自動降低新陳代謝，這就是所謂的減肥停滯期。欺騙餐的作用是吃超過比平日該攝取的熱量，讓身體的代謝率止跌回升，也能滿足自己忍耐許久的進食慾望。

香草

使用天然香草植物當作調味料，不僅能在料理的最後一個步驟當作點綴，也能讓原本平凡的料理變得高級。可依個人喜好選擇巴西里、奧勒岡、羅勒、迷迭香等調味料。

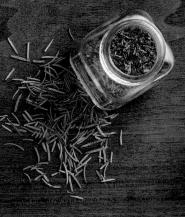

番茄糊

與「番茄汁」或「番茄醬」不同，番茄糊是以煮熟並瀝水後的番茄作為主要材料，也是DANO萬用基本配備中「低卡無添加番茄醬」（見P34）的食材。建議購買保有番茄形狀的番茄糊罐頭。

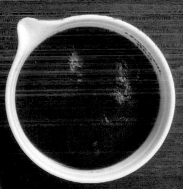

雞高湯

雞高湯是燉煮雞肉、雞骨頭和蔬菜等食材後取得的精華，購買現成的雞高湯可以省下自行熬煮高湯的步驟。不過跟自己製作比起來，市售雞高湯會加入更多鹽和其他添加物，所以挑選時請看清楚營養標示表。此外，也有專門販售給素食者的素食高湯。

無糖豆奶

豆奶常用來取代牛奶，味道比牛奶更濃稠，非常適用製作濃湯。建議購買無糖或不含液態糖漿，且大豆含量接近百分之百的純豆奶。

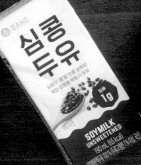

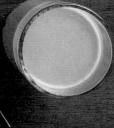

目測即可！
超簡單食材計量法

+

本書「一大匙液體」的計量為 10g，「一大匙粉類」的計量為 15g。為了
讓廚藝新手也能輕鬆上手，這裡以湯匙當作基準，依圖示目測即可。與其
計算正確的分量，不如搭配自己的喜好調味，視個人狀況調整即可。

+

本書介紹的所有料理，皆為 1 至 1.5 人份。

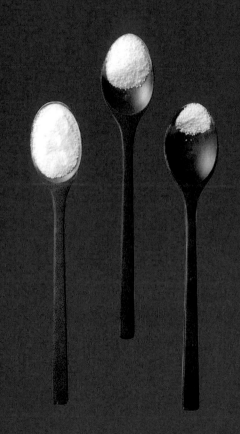

1 大匙　　　1/2 大匙　　　1/ 3 大匙

粉末類

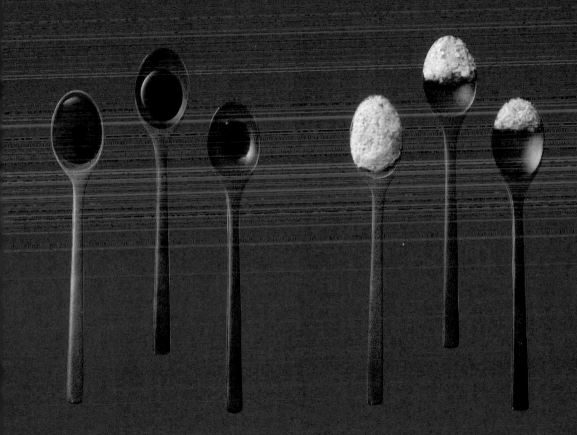

| 1 大匙 | 1/2 大匙 | 1/3 大匙 | | 1 大匙 | 1/2 大匙 | 1/3 大匙 |

液體類　　　　　　　　　　　　　　　　　**固體與調味料類**

自我檢視！
確認你是否已成功「突破慣性」

聽過「原子習慣」嗎？
健康的習慣，無法在一朝一夕之間養成，
但只要每天做一點細微的改變，就能帶來巨大成就！
以下 10 項能讓你瘦身成功的「突破慣性」必備條件，
看看你具備了幾項？

☐ **攜帶水瓶**
不要再誤以為口渴就是肚子餓！請隨身攜帶水瓶，常常補充水分。

☐ **撰寫飲食日記**
請用照片或文字記錄今天吃過、喝過的所有東西。

☐ **拒絕非計畫中食物**
如果有人給你吃不在你瘦身計畫內的食物，請微笑拒絕他人的好意。

☐ **打不倒的精神**
就算某一日的瘦身計畫沒有徹底執行也沒關係，不要因此放棄，馬上重新振作、
重新開始吧！

☐ **做自己最棒**
絕對不要跟別人比較。突破慣性不是做給別人看的，是為了自己的健康和自信！

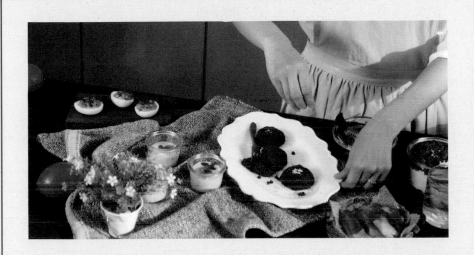

□ 尋找同伴

開始執行突破慣性瘦身計畫後，請告訴身邊的人，請他們支持你並給予協助。如果能有同伴陪你一起執行就更好了！

□ 簡單的運動

在控制飲食時請搭配簡單的運動。如果你是新手，不知道要從哪個運動開始做起，就打開手機裡的計步器，從散步開始吧！

□ 打造環境

請把冰箱裡、書桌上、餐桌上所有會妨礙你減肥的東西全部清理掉。

□ 睡眠時間

在疲倦的狀態下難以維持健康的飲食和心態，請務必確保一天至少有七個小時的睡眠時間。

□ 仔細品味食物

吃飯時請遠離電視或手機，只專注於享受食物的當下，品嘗食物本身的味道和口感。

請幫幫我！
關於「突破慣性激瘦飲食」的 Q&A

自從我創立減重品牌「Dano & Fitness」以來，
在社群媒體上收到各式各樣的疑問。
以下收錄這 8 年來最常被問到的 7 個問題，
在開始執行「突破慣性瘦身計畫」之前，
先來看看你有沒有以下的疑問吧！

Q1. 一天三餐都要吃速瘦料理嗎？

沒有必要，我自己也不會每餐都吃速瘦料理。一開始調整飲食時，只要把一天內的其中一餐換成本書中的料理就行了。假設一天會吃三餐，一週就會吃二十一餐，只要其中七餐是速瘦料理即可。這麼做的目的，是要你無痛養成習慣，當你養成習慣之後，就可以逐漸增加到八餐、九餐。重點是「可持久進行的計畫」，所以切忌太過於急躁，想從一開始就進行極端飲食。

Q2. 聽說吃飯時喝水不利減肥，這是真的嗎？

吃飯時喝一兩口水潤喉是沒問題的，可是如果在「吃飯時」或「吃飯前後」一口氣喝進大量的水，就會稀釋分解食物的消化酵素、胃酸或口水，降低消化功能。所以建議在用餐時，先讓食物消化到某種程度，再攝取充足水分。

Q3. 平時生活忙碌，沒時間自己煮東西該怎麼辦？

與其用餐前要花時間煮，不如先思考一下自己的生活模式，配合自己的作息規劃料理時間。假如你是習慣早起的晨型人，起床後可以先準備中午的便當或晚上要吃的東西；如果起床的時間比較晚，就在前一天晚上提早準備好再睡，隔天加熱即可。本書中收錄許多適合一口氣做好兩三餐分量的料理，可以多準備幾個保鮮盒分裝冷凍起來，要吃之前再拿出來解凍。

Q4. 減肥過程中難免會遇到節慶或朋友聚餐，不得不外食的時候該怎麼辦呢？

遇到聚餐的日子，我會先吃小番茄、蛋白棒或烤蛋，用這類膳食纖維或蛋白質食品吃到半飽再赴約，這樣面對食物時才不會失去理性。點餐時避免如米飯、麵食或麵包等碳水化合物，儘可能以蛋白質和膳食纖維食物為主。也可以點海鮮和蔬菜量很多的湯品，然後只吃料、不喝湯。飲料方面，避免高糖分飲料和酒精類飲品。其實外食的選擇性不少，最重要的是要調整聚餐時的心態。請記住，聚餐的目的不是要你像大胃王一樣狂吃，而是為了跟喜歡的人一起品味美食，共度美好時光。

Q5. 如果降低碳水化合物的攝取，就算吃得很多也很容易餓。該怎麼做，才能在減少碳水化合物的同時也吃得飽呢？

並非一定要吃米飯、麵食或麵包這類碳水化合物才會有飽足感，只要善加利用幾項食材，不只有實際上的飽足感，連視覺上也會感到滿足。例如，我會在泡麵裡放一大把綠豆芽，吃肉的時候會裝一大碗豐盛的高麗菜沙拉來取代米飯；製作炒飯的時候，會放入花椰菜米一起炒，如此一來碳水化合物的攝取量就能減少一半。其他建議的替代食材，還有香菇、茄子、韓國大白菜等這類香味不重的蔬菜。

最重要的關鍵不在於我們實際上吃了多少，而是讓我們的大腦相信我們吃了很多。如果你覺得：「剛剛我吃的是減肥餐，應該馬上就會餓，我吃的這些東西都不會飽。」那麼我們的大腦就只會著重在飢餓感上，實際上也真的很快就會餓了。就算只吃一餐，也應該要慎重地、心懷感謝地品味食材，這樣你才能真正地填飽肚子、心靈也會獲得滿足。

Q6. 我明明就不餓，但是一直想吃東西。有沒有方法能克服這種虛假的飢餓感呢？

我們的大腦有時會把「口渴」誤判為「飢餓」，因此覺得肚子餓時，不要立刻吃東西解饞，而是先喝水或氣泡水，然後等待十分鐘左右，觀察飢餓感是否持續。如果還是想吃點東西，可以攝取少量像是堅果或蔬菜棒這類需要咀嚼的健康零食。你也可以選擇做個十到十五分鐘的高強度運動，大腦就會更專注在體溫升高和身體的變化上，而忘記虛假的飢餓感。

Q7. DANO 速瘦料理不像其他減肥食譜書，都沒有標示熱量，我真的可以不計算卡路里嗎？

是的，沒關係。事實上，要精準計算卡路里幾乎是不可能的事。更重要的是，如果一直計算卡路里，你就必須「克克計較」，將這個任務強加在自己身上，你的壓力只會更大，無法享受每口吃下的食物。當然卡路里可以當作一個參考值，讓你知道自己吃進了多少能量，但並不適合做為判斷工具。我建議你進食時，把重點放在食物營養攝入比例上（請參考 P17 的「4321 飲食法」）。

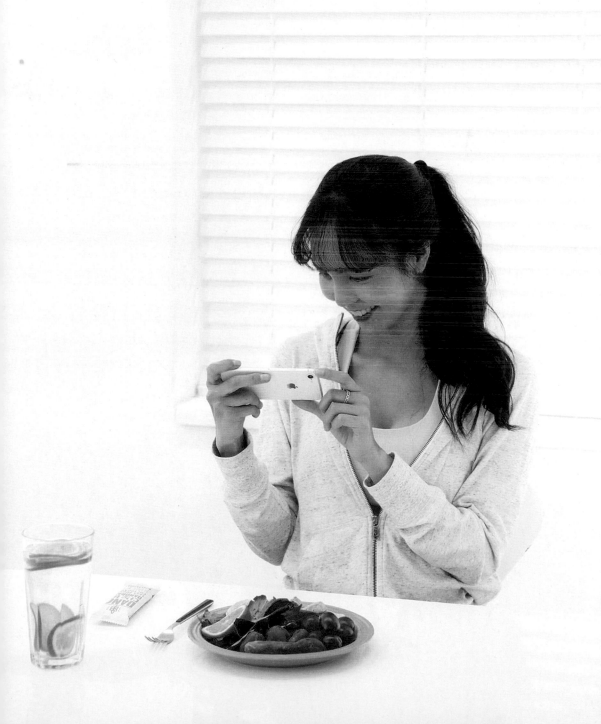

DANO 速瘦料理的
萬用基本配備

0

DANO's BASE

01 低卡無添加番茄醬

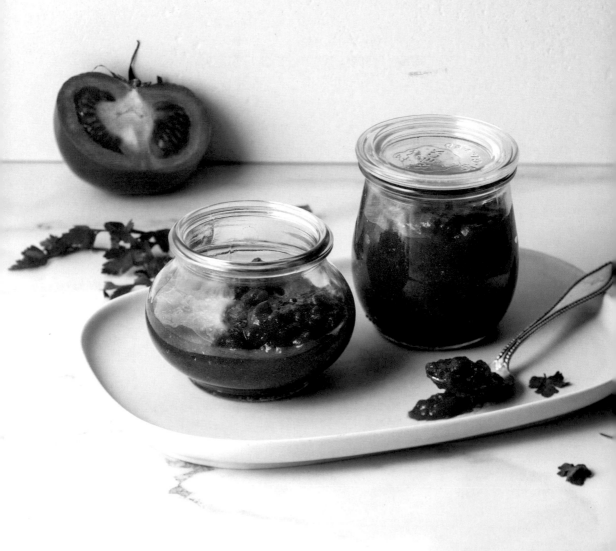

20 min

這款調味料經常出現在 DANO 速瘦料理之中，可用來當配菜，也能用來當沾醬。可依個人喜好添加其他配料，但務必要放入番茄糊、洋蔥和香料粉這三樣食材。時間不夠的話，也可以使用市售番茄醬來替代，不過自己製作就能調整鹹度和甜度。

Ingredients

洋蔥 40g
紅蘿蔔 20g
芹菜 20g（可省略）
番茄糊 400g
雞湯 1 罐
杏仁粉 1 大匙
韓式辣椒粉 1/2 大匙
（可省略）
甜菊糖 1/2 大匙
香料粉（迷迭香或奧勒岡等）少許
紅椒粉 1 大匙（可省略）
橄欖油 3 大匙
蒜泥 1 大匙

DANO's TIP

· 如果預計一個禮拜之內會吃完，可以冷藏保存；如果要存放 7 天以上，請分裝後冷凍保存。

· 放入含有迷迭香或奧勒岡粉的香料粉時，會讓食物的味道顯得高級。放入紅椒粉會讓顏色變得豐富，但不加也無妨。

How to cook

1
將洋蔥和紅蘿蔔洗淨、去皮後切末，芹菜洗淨後切末備用。

2
將番茄糊、雞湯、杏仁粉、韓式辣椒粉、甜菊糖、香料粉、紅椒粉放入大碗中攪拌均勻。

3
熱鍋後倒入橄欖油，放入洋蔥末和蒜泥後，以小火翻炒，直到食材呈現金黃色。

4
放入紅蘿蔔末和芹菜末，轉中火續炒 2 分鐘。

5
放入**步驟 2** 已攪拌均勻的食材，轉大火煮 3 分鐘。煮滾後，再以中火煮 10 分鐘。
☛ 燉煮得夠久，食材才會更入味、更好吃。

6
關火後放涼即可享用，沒用完的番茄醬請放在密封容器中保存。

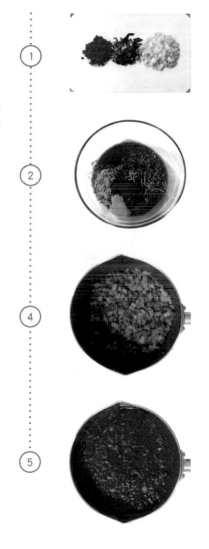

①
②
④
⑤

02 降體脂美味蔬菜高湯

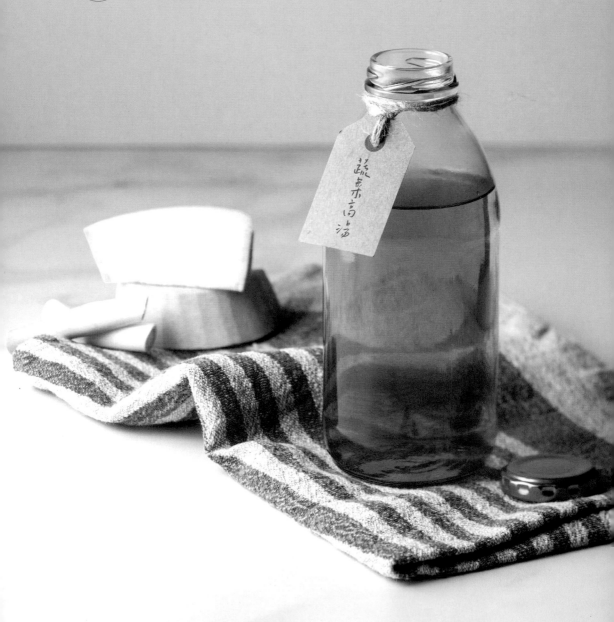

20 min

這道蔬菜高湯使用多種海鮮乾貨和大塊蔬菜熬煮而成，可以當作許多料理的基本湯底。單獨享用蔬菜湯的話，可能會覺得味道偏淡，放入其他料理之中卻有讓食材提味的作用，是調味通常偏清淡的瘦身餐中不可或缺的好幫手。

Ingredients

白蘿蔔 100g
洋蔥 50g
蔥（註）50g
韓國大白菜 3 片
昆布 10g
鯷魚乾（煮湯用）8 條
水 1000ml

註：韓國使用的蔥，通常指體型較巨大的「大蔥（Daepa）」。大蔥的使用方法與台灣蔥大同小異，綠色的部位比較辣、白色的部位比較甜。為方便台灣讀者購買食材，本書中一律以「蔥」替代。

How to cook

1
將白蘿蔔、洋蔥、蔥和韓國大白菜洗淨。白蘿蔔切塊、洋蔥去皮、切片；蔥和韓國大白菜切段。

①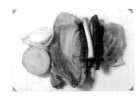

2
將所有食材放入鍋中後，注入1000ml 水，水煮滾後轉至小火續煮10 分鐘，然後取出鯷魚乾和昆布。
👉 鯷魚和昆布不可煮太久，否則湯頭會變苦

②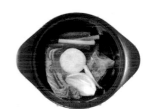

3
用小火續煮 10 分鐘後關火，待完全冷卻後取出所有食材，用濾網仔細過濾後，將蔬菜高湯放入冰箱保存。

DANO's TIP

· 想要快速熬煮出美味高湯，請儘可能把食材切至細碎。
· 如果是煮一人份高湯，也可以直接使用市售的高湯包。

03 減醣必備花椰菜米

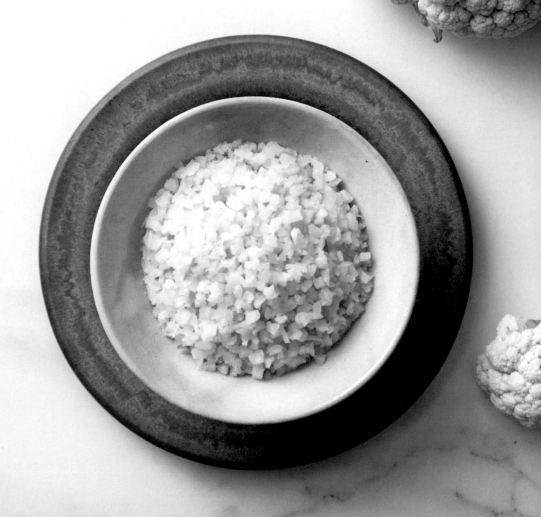

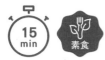

15 min 素食

可以放在白米裡一起煮，也可以加點調味料或油代替米飯做成炒飯。用花椰菜米取代平日吃的米飯，不僅能大幅降低卡路里，口感和味道都非常令人滿意。

Ingredients

白色花椰菜 1 朵
（可替換成 400g 的冷凍花椰菜）
醋 3 大匙

How to cook

1
將花椰菜洗淨後，切成適合入口的大小，切下中間的菜梗。

2
將處理好的花椰菜和醋放入大碗中，倒入大約能蓋過花椰菜的水量，靜置 5 分鐘。

3
用流動的水洗淨花椰菜後取出瀝乾，先切成小朵，再切碎成米粒大小。

4
將切碎的花椰菜米直接放入平底鍋內，持續以小火翻炒，直到水分完全蒸發。

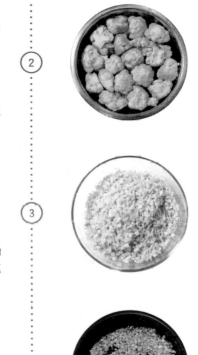

DANO's TIP

花椰菜含有豐富的維他命 C 和膳食纖維，飽足感十足，熱量和含醣量低，常用在減肥餐、素食料理或生酮食譜中。生吃會有苦味，所以建議煮熟再吃。煮熟後不會有特別的味道。

04 低脂豆腐美乃滋

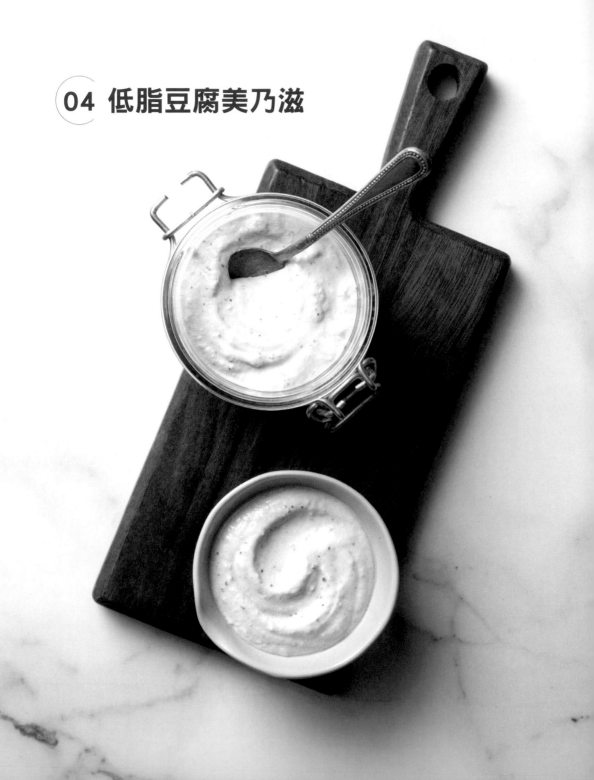

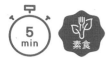

一般美乃滋的油脂量驚人，這個版本的美乃滋以嫩豆腐為基底，完全沒有使用蛋奶，因此素食者也可食用。口味上十分清爽，享用時不必擔心脂肪和鈉含量，滋味純粹又濃郁，在各種料理中都能使用，盡情沾來吃也不怕發胖。

Ingredients

嫩豆腐 50g
腰果 30g
芥末籽醬 1/2 大匙
橄欖油 5 大匙
醋 2 大匙
甜菊糖 1/3 大匙

How to cook

1

將所有食材放入食物攪拌機裡磨碎，
直到軟綿滑順即完成。

DANO's TIP

市售美乃滋的成分是植物油、蛋黃、醋、糖和鹽，因此脂肪和鈉含量都很高。這道豆腐美乃滋的味道與一般美乃滋相當類似，卻對身體健康非常有助益！

｜ 暴飲暴食後的隔天 ｜

想吃得無負擔的
激瘦低卡料理

1

BOOSTER

01 焗烤嫩豆腐

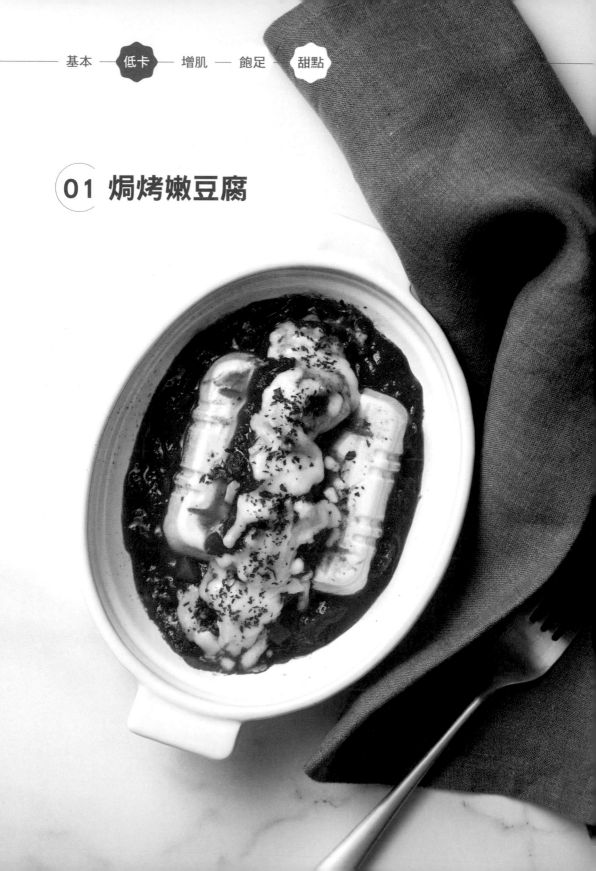

這道菜只需用到三種食材、不必開火,五分鐘內就能完成!用嫩豆腐代替米飯,不僅能補充蛋白質,口感柔嫩又好消化。嫩豆腐的豆香不如傳統豆腐濃郁,適合淋上一點白醬或番茄醬,做成西式料理。

Ingredients

嫩豆腐 200g
莫札瑞拉起司 50g
番茄醬(見 P34)
3 大匙

How to cook

1
將嫩豆腐放入深盤中。

2
在嫩豆腐上淋滿番茄醬,然後均勻撒上莫札瑞拉起司。

3
放進微波爐裡加熱 3 分鐘,直到起司融化後即可享用。

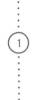
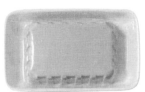
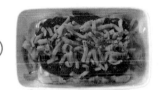

DANO's TIP

如果想要更有飽足感,
可以加入一點雞胸肉。

02 蘆筍太陽蛋

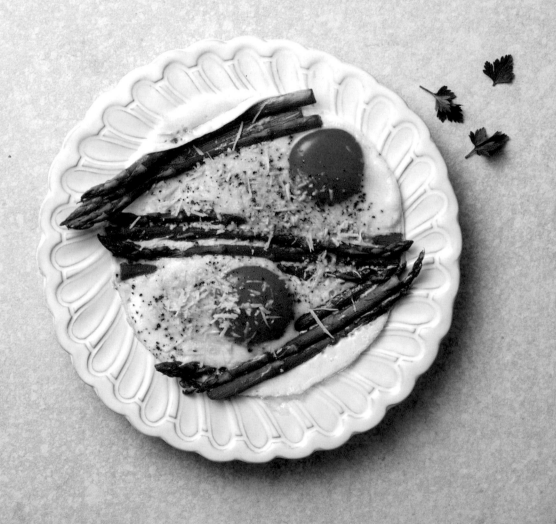

10 min

把蘆筍放上每個人都能輕鬆上手的荷包蛋，就完成了一道外型可愛又營養均衡的美味料理。蘆筍裡富含一種稱為「天門冬醯胺」的胺基酸，不僅能夠消除疲勞，解除宿醉的效果也比豆芽菜更好。

Ingredients
蘆筍 100g
鹽 1 小撮
橄欖油 3 大匙
雞蛋 2 顆
帕馬森起司 1 大匙
胡椒 少許

How to cook

1
用流動的水洗淨蘆筍後，切下蘆筍底部 1~2 公分較硬的部分。

2
將 1 小撮鹽加入水中，待水煮滾後，放入蘆筍汆燙 30 秒左右。
☞ 如果煮得太熟，蘆筍就不脆了，可依個人喜好的口感調整汆燙的時間。

3
將汆燙過的蘆筍切成一半。
☞ 如果是小蘆筍就不用切。

4
將切半的蘆筍放入平底鍋，倒入橄欖油後以中火炒 30 秒左右。

5
轉小火後，把兩顆蛋打在蘆筍中間，一邊一顆。
☞ 小心不要讓蛋黃破掉。

6
將帕馬森起司和胡椒撒在雞蛋上，蓋上鍋蓋加熱至起司融化，然後在蛋黃全熟前關火，即可裝盤。

③
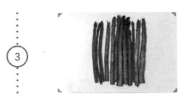

④
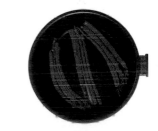

⑤
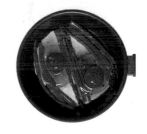

⑥
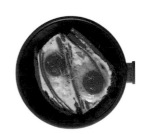

DANO's TIP
起司能增添鹹味也能讓雞蛋和蘆筍結合。如果沒有起司的話，可以改用鹽調味。

03 番茄酪梨燕麥粥

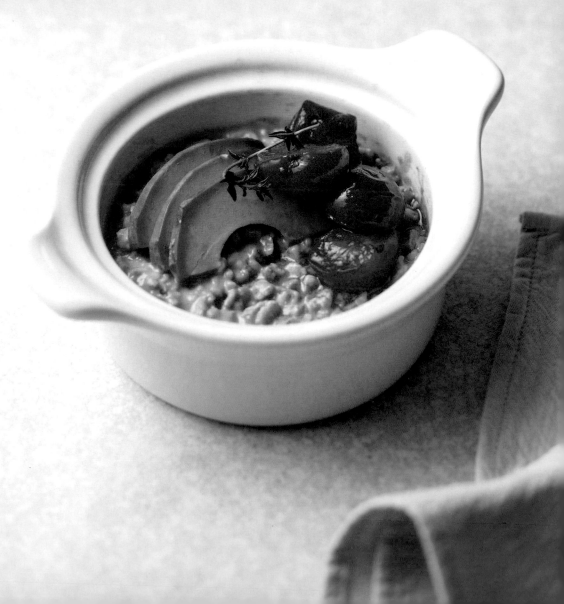

這是一道用小番茄和酪梨組合而成的蓋飯料理，使用燕麥飯讓營養更加分。可使用水果當作點綴，跟香甜的燕麥一起吃時又有另一番滋味。如果家裡有現成的燕麥片，今天就拿出來試試看這道菜吧！

Ingredients

小番茄 5 顆
酪梨 1/2 顆
燕麥片 30g
無糖豆奶 1 瓶（190g）
橄欖油 適量
巴薩米克醋 1 大匙
胡椒 少許
鹽 少許

How to cook

1
將小番茄和酪梨洗淨，小番茄去蒂頭後對半切開，酪梨削皮去籽後切成適合入口的大小。

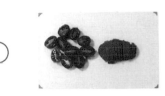

2
將燕麥片和豆奶放入大碗中，攪拌均勻後放進微波爐加熱 2 分 30 秒。

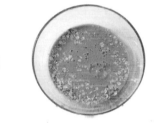

3
將橄欖油倒入平底鍋中，放入切好的小番茄，以中火炒 1 分鐘後，再倒入巴薩米克醋炒 1 分鐘。

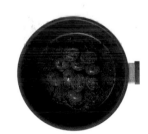

4
將已加熱的燕麥粥從微波爐取出，放上切好的的酪梨和炒過的小番茄，再淋上橄欖油、撒上胡椒和鹽後即完成。

☛ 建議配荷包蛋一起吃，更加美味！

DANO's TIP

燕麥片的保管方法
燕麥片容易吸收空氣中的濕氣與氣味，開封後容易受潮，尤其在炎熱潮濕的夏天，可能還會引來小蟲。開封後如果半年內不會食用完畢，建議放進冰箱冷藏或冷凍保存。

04 春天野蒜拌飯

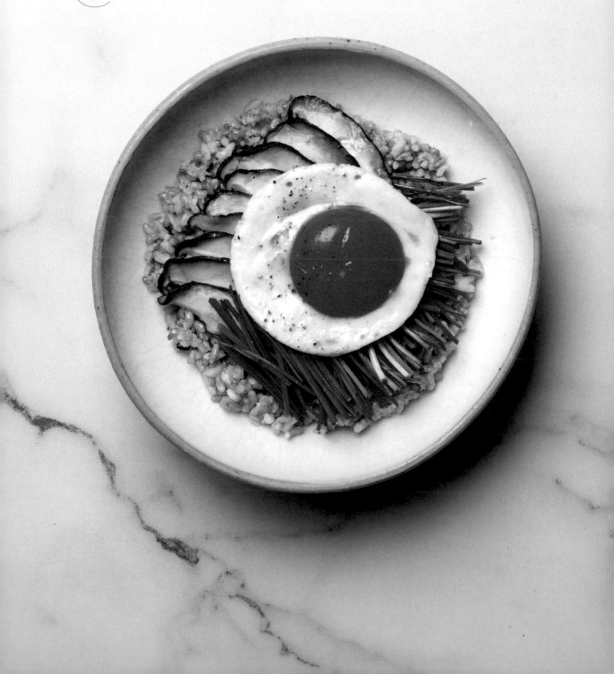

10 min

野蒜具有獨特的香氣，是溫帶國家在春天時最常見的的代表性野菜。這道料理為了呈現野蒜獨特的香味，製作重點是捨去其他食材和味道太重的調味料。將所有食材攪拌均勻後，吃一口就能感受到春天滿滿的生命力。

Ingredients

香菇 3 朵
野蒜 50g
葡萄籽油 適量
雞蛋 1 顆
糙米飯（已煮好）150g

調味料

醬油 1 大匙
芝麻油 1 大匙
巴薩米克醋 1/2 大匙
白芝麻 少許

DANO's TIP

野蒜是韓國春天的當季蔬菜，富含鐵質和維他命 C，可預防貧血。生吃的營養價值最佳，建議不要加熱。選擇時請注意，球根若太大就會太老、太辣，也要避免選擇帶有乾葉、以及葉片尚未轉黃的野蒜。（編註：台灣稱之為「蕗蕎」，常見於原鄉部落。）

How to cook

1
香菇和野蒜洗淨。香菇切薄片，野蒜切成香菇的長度。

2
將所有調味料食材放入小碗中攪拌均勻。

3
將葡萄籽油倒入平底鍋，放入切好的香菇後以中火快炒一分鐘，取出備用。

4
再次將葡萄籽油倒入平底鍋，放入雞蛋並煎至半熟。

5
把事先煮好的糙米飯裝入大碗中，再放上切好的野蒜、炒好的香菇和荷包蛋，淋上調味料後，攪拌一下即可享用。

①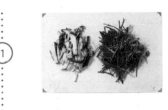

②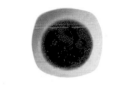

③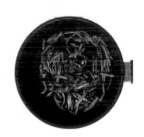

05 韓式大白菜煎餅

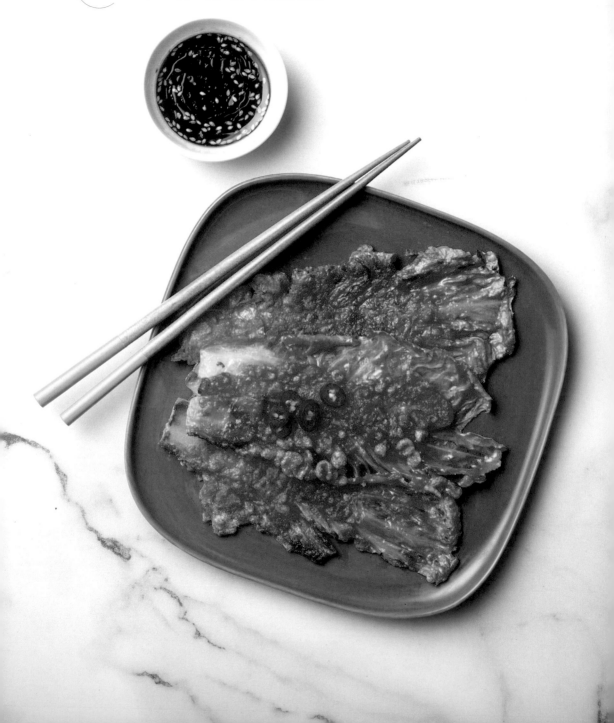

10 min

提到韓國的經典美食，絕不能少了煎餅！韓國人特別喜歡在下雨天配著馬格利酒吃煎餅，以下這道食譜不僅可以在短時間內完成，而且好吃、營養、低熱量，將大白菜煎得金黃時，就會瀰漫著幸福的香味！

Ingredients

雞蛋 1 顆
太白粉 30g
鹽 少許
韓國大白菜菜葉 3~4 片
葡萄籽油 適量

調味料

水 1 大匙
醬油 1 大匙
檸檬汁 1/2 大匙
白芝麻 1/2 大匙

How to cook

1

將雞蛋、太白粉和鹽倒入大碗中，攪拌均勻後製成麵糊。

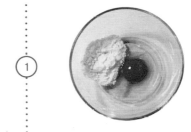

2

將大白菜葉洗淨後放在砧板上，在底部白色葉梗約 5 公分處劃幾刀，再用刀背敲打葉梗厚片，使葉片變平整。

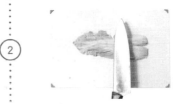

3

將葡萄籽油倒入平底鍋，預熱好之後，將大白菜葉兩面均勻沾裹上麵糊後放入鍋中，以中火煎至金黃再翻面，直到兩面都煎至金黃。

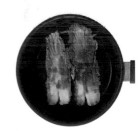

4

將所有調味料食材放入小碗中攪拌均勻，做為大白菜的沾醬。可以開動囉！

 韓國大白菜本身就很甜、很好吃了，建議可以先不沾醬，嘗嘗原味。

DANO's TIP

韓國大白菜為什麼特別好吃？

韓國大白菜和台灣一般常見的大白菜不同，因為生長的緯度高、氣溫較低，因此葉莖大且口感爽脆、水分充足。現在在台灣菜市場和超市都能買到韓國大白菜，價格也不貴。

06 黑芝麻燕麥粥

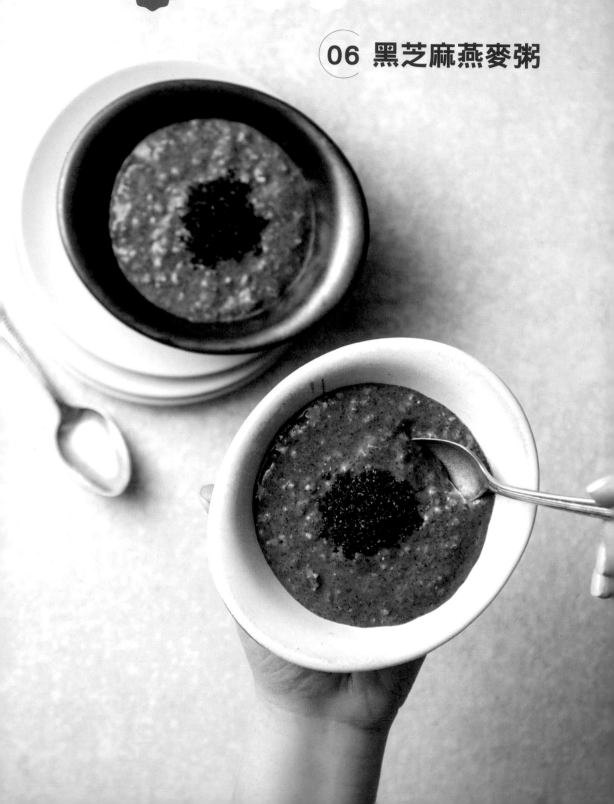

5 min 素食

黑芝麻粉可以直接沖泡當作飲品，但其中如果有太硬的顆粒，就不好攪拌開來，常會發生結塊的情況。如果加入燕麥片做成熱粥就不會有這個問題，不但吃起來更有飽足感，也能品嚐到黑芝麻的濃醇香味。

Ingredients

燕麥片 30g
水 180g
黑芝麻粉 20g
無糖豆奶 1 瓶（190g）
甜菊糖 1/2 大匙
鹽 少許

How to cook

1
將燕麥片和水放入鍋中，以中火煮 1 分鐘。

2
轉小火後放入黑芝麻粉，一邊加熱、一邊攪拌，繼續煮 1 分鐘。

3
倒入豆奶，持續一邊加熱、一邊攪拌，繼續煮 3 分鐘後關火，以甜菊糖和鹽調味。

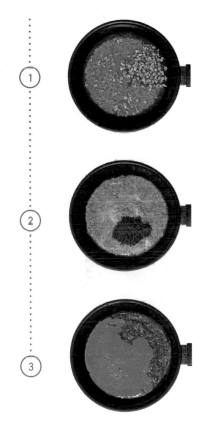

DANO's TIP

黑芝麻含有頭髮生長所需的必需脂肪酸，是構成頭髮、指甲、皮膚等各種上皮組織的蛋白質，有益於頭皮健康，也能促進頭髮生長。如果有掉髮或白髮的困擾者，建議持續食用。

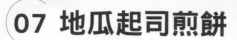

07 地瓜起司煎餅

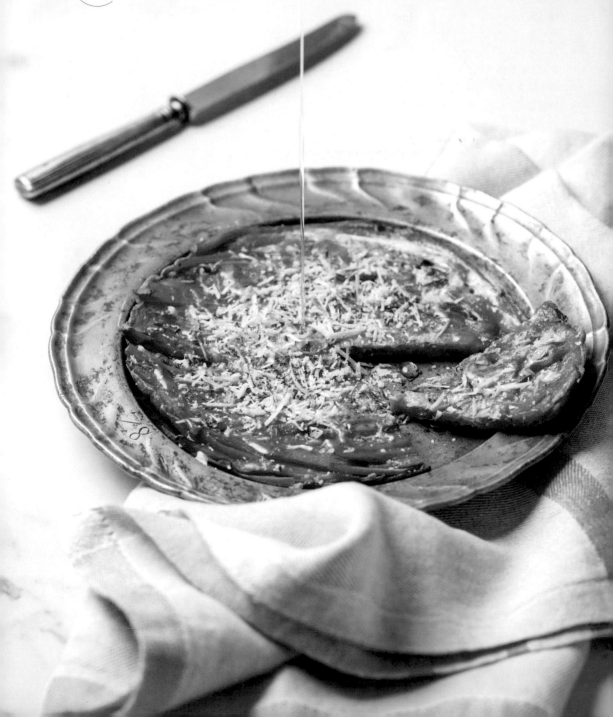

15 min

濃郁的起司搭配鬆軟香甜的地瓜，怎麼可能不好吃！ DANO 將傳統的煎餅作法做了一些改良，有地瓜的優質碳水化合物、雞蛋的蛋白質，以及起司的脂肪，讓味道變得更純粹、營養素也更均衡，非常適合當作一頓正餐。

Ingredients

地瓜 100g
雞蛋 1 顆
帕馬森起司 1 大匙
椰子油 2 大匙
蜂蜜 少許

How to cook

1
用流動的水洗淨地瓜，削皮後切絲。
☞ 地瓜皮含有豐富的營養素，不去皮也無妨。

2
將雞蛋和帕馬森起司放入碗中攪拌均勻，製成蛋液。

3
將椰子油倒入平底鍋，充分預熱後，放入地瓜絲以中火翻炒。

4
當地瓜絲的顏色呈現金黃時，均勻分散鋪在鍋底，再倒入蛋液，讓蛋液填滿地瓜絲間的縫隙。

5
正反兩面皆煎至焦黃，待起司融化後就可以裝盤。可沾蜂蜜一起享用，更加美味。

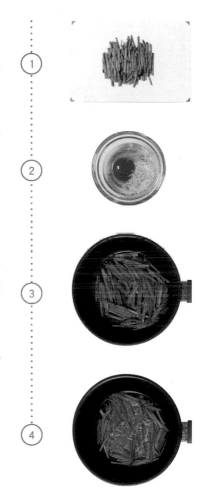

08 菠菜野菇沙拉

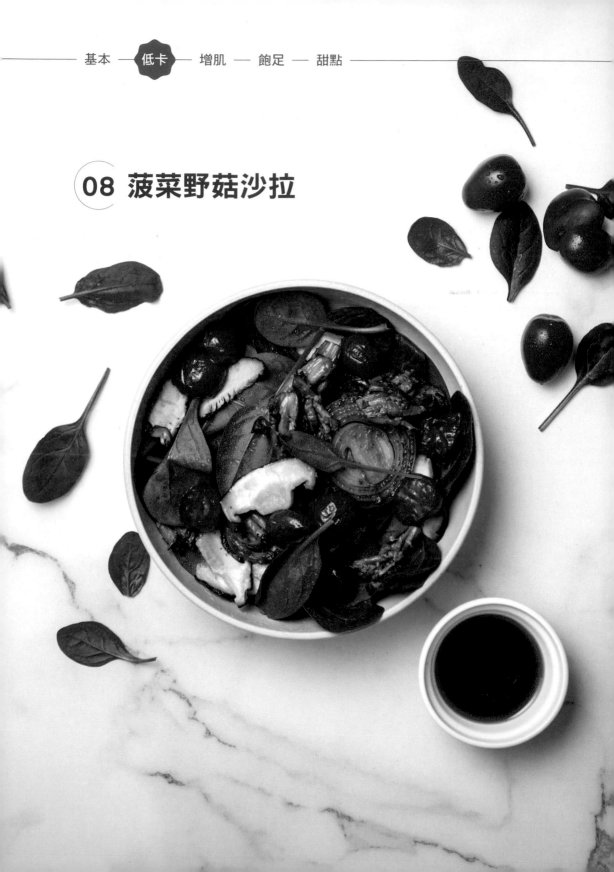

厭倦了一成不變的炒青菜嗎？這道色彩繽紛的沙拉讓平淡的菠菜大變身！當成沙拉生吃，不只聞得到香味，還能直接嘗到新鮮菠菜的天然滋味。最後擺上用巴薩米克醋煎熟的香菇，就完成了這道好吃又口感極佳的素食料理。

Ingredients

嫩菠菜 1 把
秀珍菇 70g
香菇 1~2 朵
小番茄 5 顆
洋蔥 40g
蒜泥 1/2 大匙
橄欖油 適量
醬油 1 大匙

調味料

巴薩米克醋 2 大匙
橄欖油 2 大匙
檸檬汁 2 大匙

How to cook

1
用流動的水洗淨菠菜，瀝乾水分後裝盤備用。

2
將所有調味料食材放入小碗中攪拌均勻。

3
菇類用流動的水稍微清洗後，切成適合入口的大小；小番茄洗淨、去蒂後，對半切開，洋蔥洗淨、去皮，切成圈狀。

4
將橄欖油倒入平底鍋後放入蒜泥，以中火翻炒，再放入香菇炒 1 分鐘。

5
將小番茄和洋蔥放入鍋中翻炒，倒入醬油後再多炒 1 分鐘。

6
將炒過的蔬菜放在菠菜上，裝盤後搭配調味料即可享用。

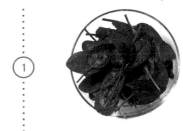

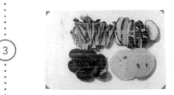

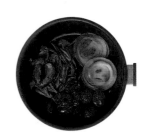

DANO's TIP

嫩菠菜（Baby Spinach）的葉子較嫩，製成沙拉的口感較佳，缺點是價格較高。如果無法購得嫩菠菜，可以使用一般菠菜。

09 櫛瓜鮮蝦義大利麵

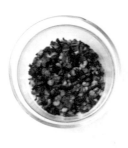

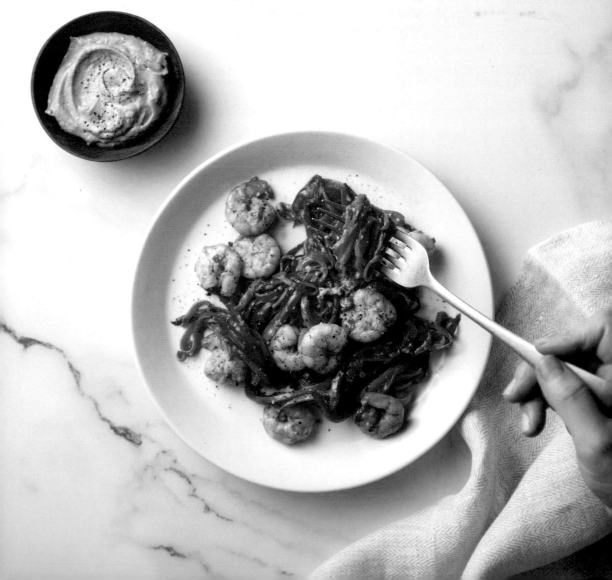

這裡介紹一款讓你飽足感滿滿又不用擔心碳水化合物的優質義大利麵。只要炒一下子就熟了，比一般義大利麵的料理時間更短。因為加了酪梨，不僅吃起來口感獨特綿密，整體看起來就像白醬義大利麵。

15 min

DANO 推薦

Ingredients

酪梨 1/2 顆
希臘優格 1 大匙
胡椒 少許
櫛瓜 120g
蝦仁 50g
蒜泥 1/2 大匙
橄欖油 3 大匙
鹽 少許
巴西里香料粉 少許

How to cook

1
將酪梨去核、挖出果肉，放入碗中用叉子壓成泥，放入希臘優格和胡椒後攪拌均勻，酪梨醬即完成。

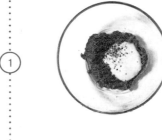

2
櫛瓜洗淨後，用刨絲器將櫛瓜硬皮刨成細長條狀，就能製作出如麵條般的櫛瓜麵。

☛ 櫛瓜內部的水分較多，不好切，請以切下外部的硬皮為主。

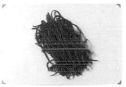

3
將橄欖油倒入平底鍋，放入蒜泥和已清洗過的蝦仁，以中火拌炒。

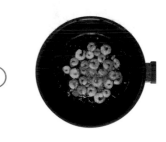

4
蝦仁半熟時放入切好的櫛瓜麵，撒點鹽之後再次拌炒。

5
關火後放入酪梨醬，將櫛瓜麵與酪梨醬攪拌均勻。

6
裝盤後，撒上巴西里香料粉，即可上桌享用。

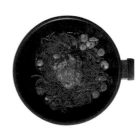

DANO's TIP

櫛瓜炒過會變得爽脆香甜，不需要特別調味就很好吃。

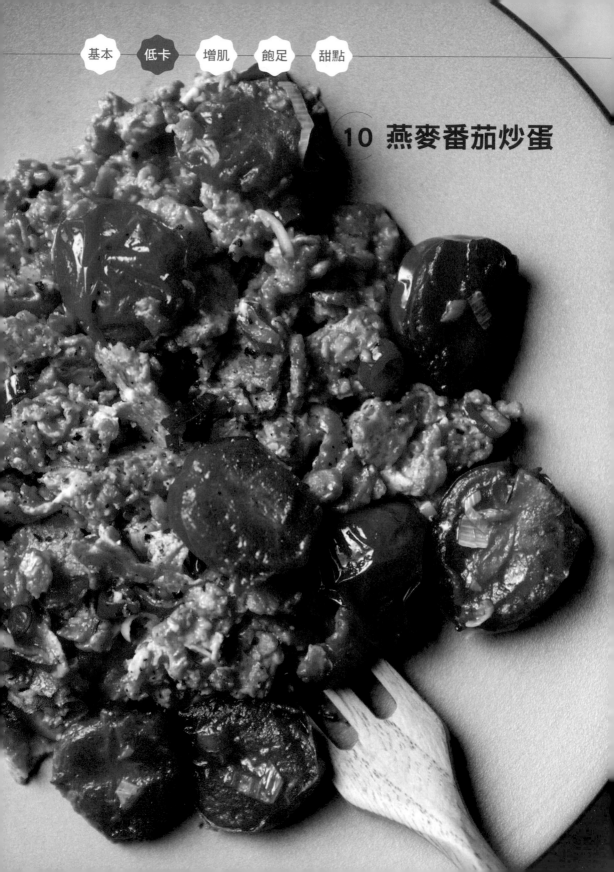

10　燕麥番茄炒蛋

只要在一般的番茄炒蛋裡加入燕麥就完成了。在炒蛋裡加入燕麥,能夠彌補原本缺乏的碳水化合物,提高營養價值。即使只是添加水而不是牛奶,也能製造出柔軟又濕潤的口感。

Ingredients

燕麥片 10g
雞蛋 2 顆
水 20g
咖哩粉 1/3 大匙
香料粉(迷迭香或奧勒岡等) 少許
胡椒 少許
小番茄 5 顆
蔥 10cm
葡萄籽油 適量

How to cook

1
將燕麥片、雞蛋、水、咖哩粉、香料粉和胡椒放入大碗中攪拌均勻。

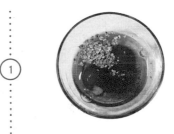

2
將小番茄和蔥洗淨,小番茄去蒂頭後對半切開,蔥切末。

3
將充分的葡萄籽油倒入平底鍋,放入蔥末用小火翻炒,待充分煸出蔥油後放入小番茄,持續炒至番茄皮脫落、出現番茄汁。

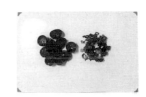

4
將小番茄移至平底鍋的一側,另一側加入**步驟 1**,並以小火**翻**炒,製成炒蛋。

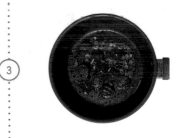

5
炒蛋熟透後即可關火,輕輕拌入番茄,待冷卻後裝盤。

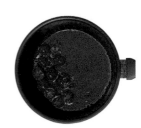

DANO's TIP

炒蛋時拌入煸出的蔥油和番茄汁,就能讓整體味道更加分!

11 酪梨佐納豆荷包蛋

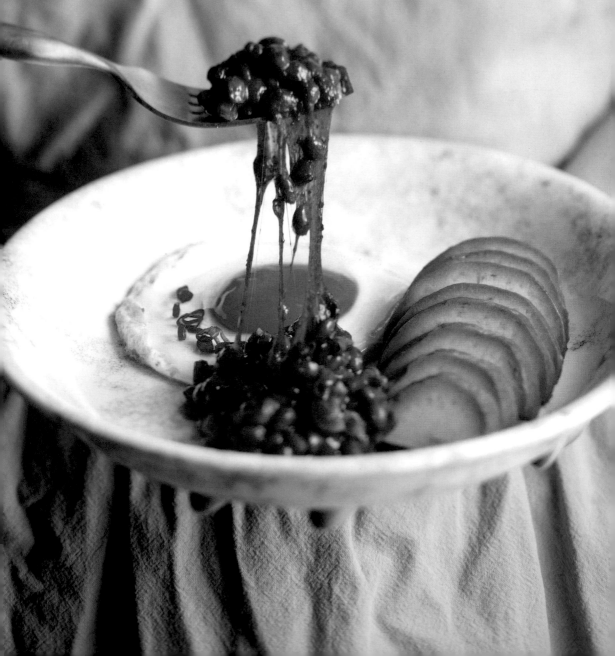

納豆的口感黏膩、氣味濃烈，不是每個人都能接受它的味道，但納豆是一種營養價值非常高的發酵食品，很適合減肥者食用。選擇品質好的納豆，生吃時比較容易入口，快來挑戰看看這道料理，說不定你會因此愛上納豆！

Ingredients

酪梨 1/2 顆
蔥 10cm
納豆 1 盒（100g）
芥末醬 1/3 大匙
檸檬汁 1 大匙
巴薩米克醋 1 大匙
韓式辣椒粉 1/2 大匙
葡萄籽油 適量
雞蛋 1 顆

How to cook

1
將酪梨和蔥洗淨。酪梨去皮、去核後切片，蔥切末。

2
將納豆、蔥末、芥末醬、檸檬汁、巴薩米克醋和韓式辣椒粉放入碗中攪拌均勻。

3
將葡萄籽油倒入平底鍋，再放入雞蛋，煎出半熟的荷包蛋。

4
將酪梨片和納豆裝盤，再放上荷包蛋，攪拌均勻後即可享用。

①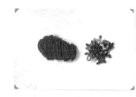

②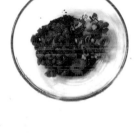

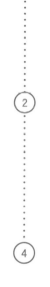

④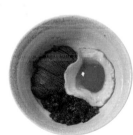

DANO's TIP

喜歡韓式料理的人，可以將納豆替換成醃明太魚卵或鮪魚。

12 一鍋到底燉蔬菜

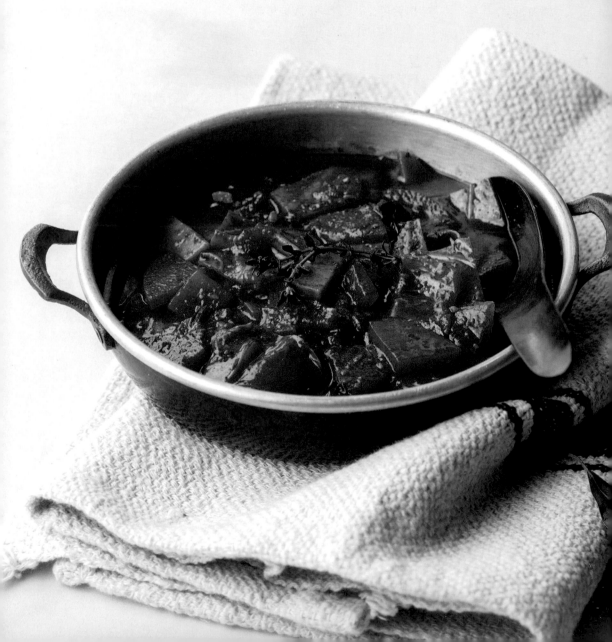

15 min

這道料理的優點是可以一次放進大量蔬菜，煮一次就可以吃好幾天，不僅可以清冰箱，而且接下來幾天都能夠快速享用美味的蔬菜料理。可以依個人喜好加入適量的韓式辣椒粉，增添些微的辣味。

Ingredients

洋蔥 40g
紅蘿蔔 30g
馬鈴薯 30g
高麗菜 30g
芹菜 10cm（可省略）
橄欖油 3 大匙
蒜泥 1/2 大匙

調味料

蔬菜高湯（見 P36）
360g
番茄醬（見 P34）
5 大匙
巴薩米克醋 1 大匙
韓式辣椒粉 1/2 大匙
（可省略）
香料粉（迷迭香或奧勒岡等）少許
鹽 少許

How to cook

1
將所有蔬菜洗淨，洋蔥、紅蘿蔔、馬鈴薯去皮，連同高麗菜和芹菜，全部切成適合入口的大小。

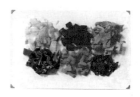
①

2
將橄欖油倒入鍋內，放入蒜泥和洋蔥後以中火炒至軟化呈現金黃。

3
放入其他的蔬菜，繼續翻炒 1 分鐘。

②
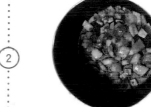

4
放入所有的調味料並充分攪拌，蓋上鍋蓋以中火煮 10 分鐘。

③
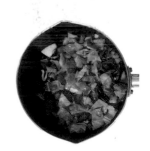

DANO's TIP

想吃什麼蔬菜都可以丟進去煮，現在就動手清理冰箱裡那些只剩一點點的蔬菜吧！

13 洋菇瑪格麗特一口披薩

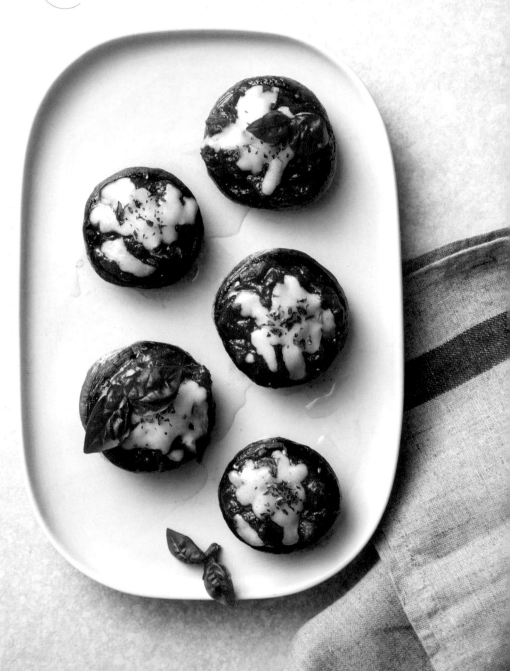

10 min

正統的瑪格麗特披薩是由紅色的番茄、白色的莫札瑞拉起司和綠色的羅勒葉組成，DANO 巧妙地將麵皮換成了洋菇，可愛的外型讓人食指大動，強烈推薦你試試看這道可以當手指食物的小點心。

Ingredients

洋菇 7 朵
橄欖油 2 大匙
番茄醬（見 P34）
4 大匙
莫札瑞拉起司 30g
巴西里香料粉 少許
松露油 少許（可省略）

How to cook

1
洋菇用流動的水稍微清洗後，摘除蒂頭。

☞ 不要丟掉蒂頭，之後可以用來製作番茄醬或濃湯。

2
將橄欖油倒入平底鍋，用小火稍微熱鍋，洋菇內側朝下，放在鍋中加熱，大約煎 1 分鐘左右。

3
洋菇翻面後，將番茄醬倒滿內側。

4
在番茄醬上方撒上適量的莫札瑞拉起司，蓋上鍋蓋。等待起司融化後即可裝盤，撒上巴西里香料粉和松露油，就可以大快朵頤了。

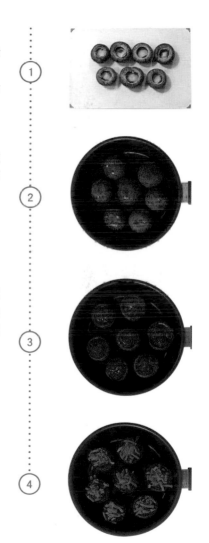

① ② ③ ④

DANO's TIP

料理過程中洋菇出的水不要丟掉喔！將它淋在完成的料理上，風味會更佳。

14 韓式涼拌番茄泡菜

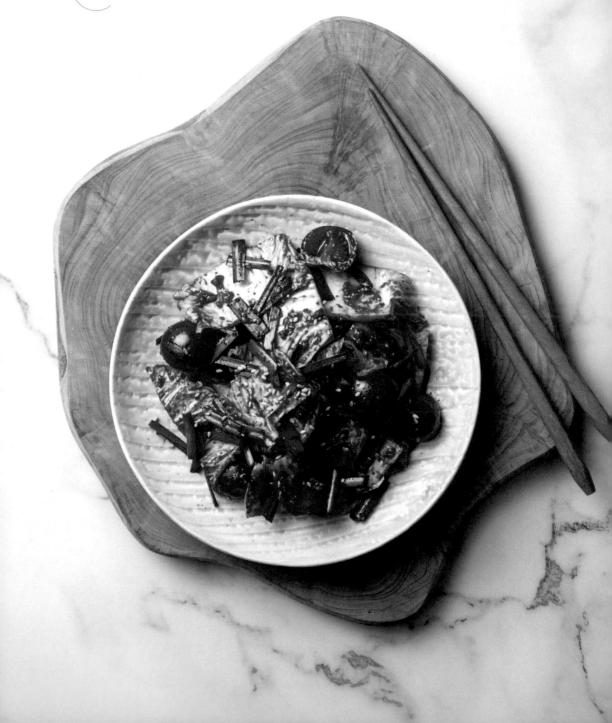

韓國料理之中，有許多適合當作輕食料理的優秀小菜，只要調整其中的辣度和鹹度，原本調味料使用過多的醃漬料理就能變成沙拉。單吃就很美味，也能當作一道解膩的配菜。

Ingredients

小番茄 5 顆
韓國大白菜 100g
韭菜 20g

調味料

芝麻油 1/2 大匙
水 1 大匙
檸檬汁 1 大匙
鮪魚魚露 1/2 大匙
白芝麻 1/2 大匙
韓式辣椒粉 1/2 大匙
甜菊糖 1/3 大匙

How to cook

1

將小番茄、韓國大白菜和韭菜洗淨，小番茄對半切開，韓國大白菜和韭菜切成適合入口的大小。

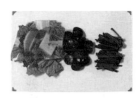

2

將所有調味料食材放入小碗中攪拌均勻。

3

將處理好的蔬菜和調味料放在大碗中攪拌均勻，即可享用。

DANO's TIP

不一定要用韓國大白菜，也可以使用一般大白菜或其它當季蔬菜。

15 純素豆腐優格

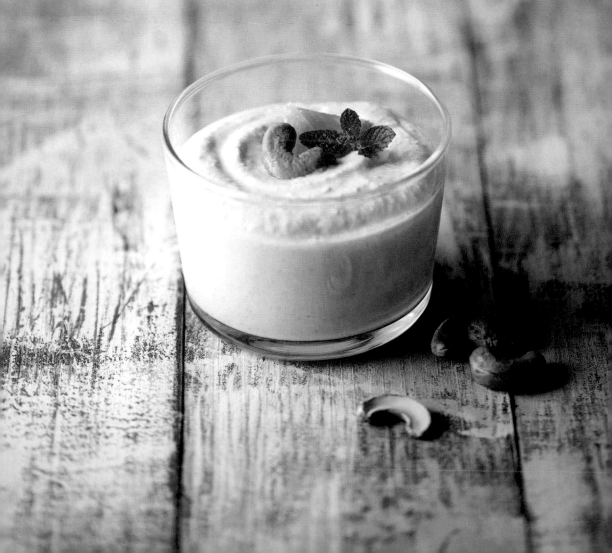

只要準備好材料，將所有食材一口氣放入食物攪拌機裡攪碎即完成。不需要另外購買優格機、不用一直確認溫度、更不必等待長時間發酵，這些繁瑣的步驟通通都可以省略。因為不含牛奶，乳糖不耐症患者也可以放心享用。

Ingredients

嫩豆腐 250g
烘烤過的腰果 30g
檸檬汁 2 大匙
甜菊糖 1/2 大匙

How to cook

1

將所有食材放入食物攪拌機攪碎。

2

裝入玻璃杯等容器後，可依個人喜好搭配喜歡的穀物、堅果或水果一起享用。

☛ 可以先冰在冰箱，冰過會更好吃。

16 南瓜佐起司半熟蛋

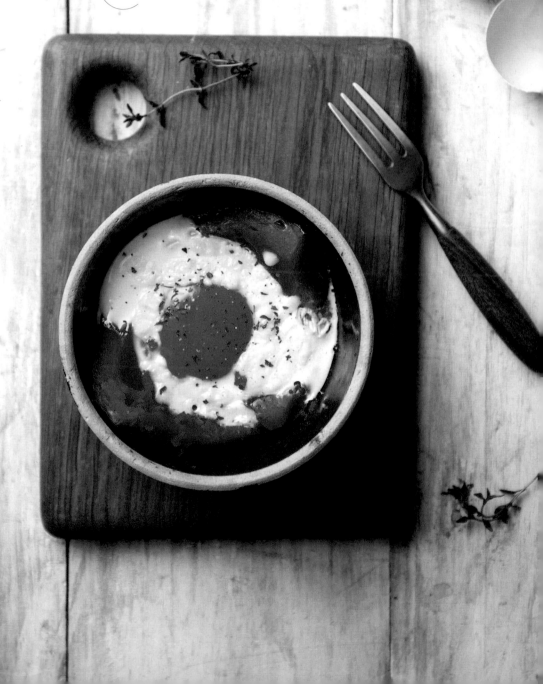

5 min

這道菜的三大食材分別代表了碳水化合物、蛋白質和脂肪，甜甜鹹鹹的滋味好吃到讓人無法相信這是一道瘦身料理。只要將南瓜煮熟了，就能在三分鐘內快速完成，強烈推薦給沒時間烹飪的人。

Ingredients

蒸好的南瓜 100g
雞蛋 1 顆
料理糖漿（可用果糖或
蜂蜜替代）1 大匙
胡椒 少許
莫札瑞拉起司 50g

How to cook

1

將蒸好的南瓜放在大碗中。

☛ 用微波爐快速蒸南瓜：南瓜洗淨後去皮去籽，切成容易入口、大小均勻的塊狀，放入一個耐熱的大碗中，碗中加水直到水位蓋過南瓜，再放進微波爐加熱 5 分鐘即可。

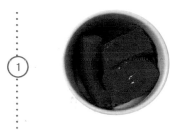

2

打一顆雞蛋進去，再淋上料理糖漿，撒上胡椒和莫札瑞拉起司。

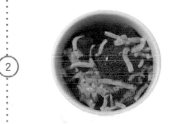

3

用叉子稍微戳破蛋黃後，放進微波爐加熱 3 分鐘。

☛ 蛋黃要先戳破，才不會在微波爐裡爆炸。

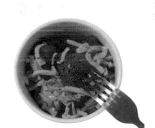

DANO's TIP

如果家裡沒有南瓜，也可以將南瓜替換成地瓜或馬鈴薯。

17 檸檬汁醃鮭魚沙拉

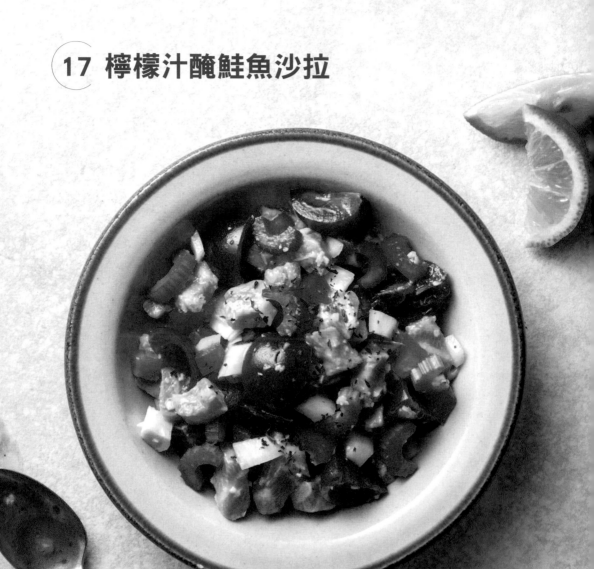

15 min

這是祕魯的經典美食，傳統作法是把蝦子、魷魚等海鮮切成小塊後浸泡在檸檬汁或萊姆汁裡，搭配切成小塊的蔬菜一起享用。DANO 將它改良成更簡單易做的冷盤料理，保留了異國風味又更適合亞洲人的口味，是一道高蛋白低卡料理。

Ingredients

鮭魚 50g
甜椒 40g
洋蔥 40g
小番茄 4 顆
芹菜 10cm（小黃瓜亦可）

調味料
檸檬汁 3 大匙
蒜泥 1/2 大匙
橄欖油 2 大匙
甜菊糖 1/2 大匙
巴西里香料粉 少許
胡椒 少許

How to cook

1
將所有調味料食材放入大碗中攪拌均勻。

2
用流動的水洗淨鮭魚後，用廚房紙巾吸乾水分，切成適合入口的大小。

3
將處理好的鮭魚放進**步驟 1** 已攪拌均勻的調味料碗中，再放進冰箱冷藏醃製 10 分鐘。

4
將甜椒洗淨，去蒂及籽；洋蔥洗淨、去皮；小番茄和芹菜洗淨，四種蔬菜全部切成長寬 1 公分大小的塊狀。

5
取出冰箱裡的鮭魚，將切好的蔬菜全都放入大碗中攪拌均勻，即可裝盤享用。

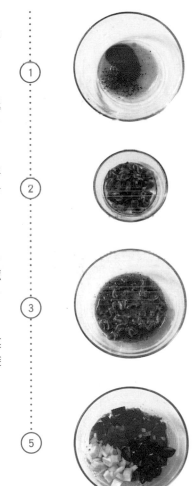

DANO's TIP

將檸檬汁或萊姆汁加入未煮熟的海鮮裡，不但能防止海鮮腐壞，也能讓口感變得更 Q 彈。

18 燕麥海帶芽芝麻粥

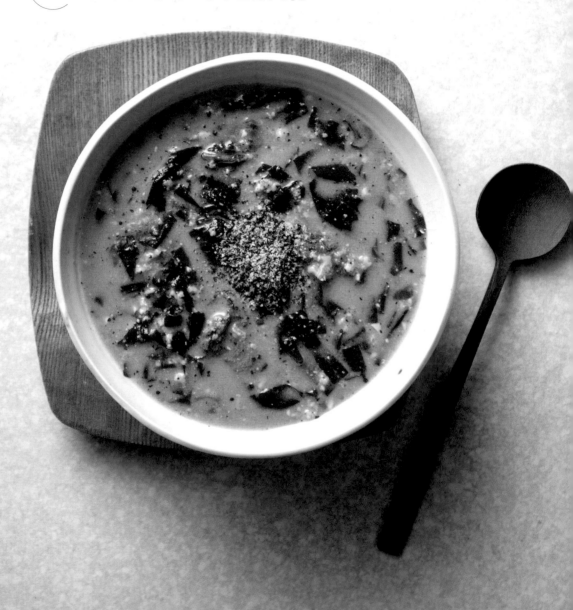

海帶和燕麥，這樣的組合會搭嗎？聽起來很陌生，但吃起來就像牛肉海帶湯一樣，喝起來非常順口又醇厚。如果再撒上一些白芝麻粉，濃郁的好滋味會讓你無法相信竟然這麼快就能完成一道湯品！

Ingredients

乾海帶 5g
芝麻油 2 大匙
蒜泥 1/2 大匙
牛肉塊 50g
水 540g
燕麥片 30g
白芝麻粉 2 大匙
鯷魚魚露 1 大匙
鹽 少許

How to cook

1

將乾海帶泡在溫水中 10 分鐘以上。海帶泡發後，用流動的水輕輕洗過，再用力擠出水分。

👉 如果海帶沒有切過，請自行切成適合入口的大小。

2

將芝麻油倒入平底鍋，放入蒜泥和牛肉塊後，持續用中火拌炒約 1 分鐘，炒到牛肉看不見血色。

3

放入泡開的海帶後繼續拌炒 1 分鐘，倒入水、燕麥片和白芝麻粉，再蓋上鍋蓋燜煮 10 分鐘。

👉 海帶和牛肉煮越久越好，不過要記得多倒一點水。

4

倒入魚露後再用鹽調味，繼續燉煮 1 分鐘後，即可享用。

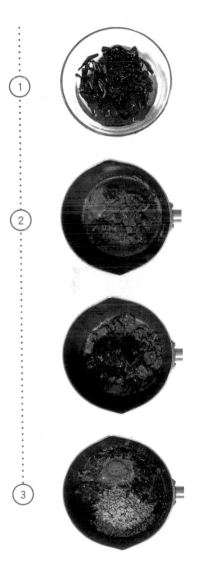

① ② ③

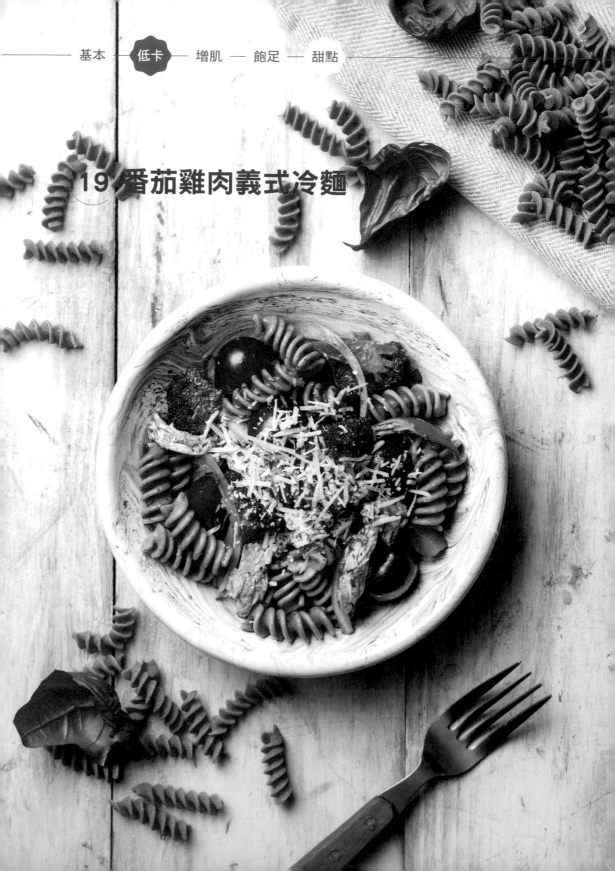

19. 番茄雞肉義式冷麵

15 min

這是一道低卡、有飽足感、營養價值高的的義大利冷麵，最棒的是製作步驟超簡單！只要在前一天煮好後冰入冰箱，隔天就可以帶出門當成中午的便當。可以依照個人喜好或冰箱庫存調整配菜喔！

Ingredients

全麥螺旋麵 50g
小番茄 5 顆
洋蔥 40g
青花菜 50g
雞胸肉 50g
帕馬森起司 1 大匙

調味料

蒜泥 1/2 大匙
辣醬 1 大匙
橄欖油 1 大匙
料理糖漿（可用果糖或蜂蜜替代）1/2 大匙
巴薩米克醋 2 大匙
檸檬汁 1 大匙
胡椒 少許

DANO's TIP

也可以將雞胸肉替換成適合當作冷盤的蝦子或已煮熟的海鮮。

How to cook

1
將全麥螺旋麵放入滾水中煮 9 分鐘。
☛ 全麥螺旋麵比一般義大利麵來得硬，要多煮 1 至 2 分鐘。

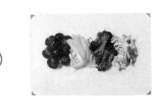
②

2
小番茄洗淨後，對半切開；洋蔥洗淨、去皮後，切成薄片；青花菜洗淨後切成適合入口的大小；雞胸肉洗淨後汆燙，用手撕成細條。

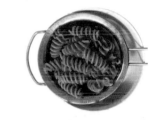
③

3
螺旋麵煮熟後，將水分瀝乾並靜置冷卻。將煮麵水倒入另外一個容器裡備用。
☛ 冷卻螺旋麵時，可淋上 1 大匙的橄欖油並攪拌，以免麵體黏住。

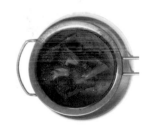
④

4
將切好的青花菜放入煮麵水裡煮 1 分鐘，撈起後將水分瀝乾。

5
將所有調味料食材放入小碗中攪拌均勻。

⑤

6
將螺旋麵裝入大碗中，再放入青花菜、雞胸肉、小番茄和洋蔥。再撒上帕馬森起司，最後淋上調味料即完成。

20 蟹肉蛋炒飯

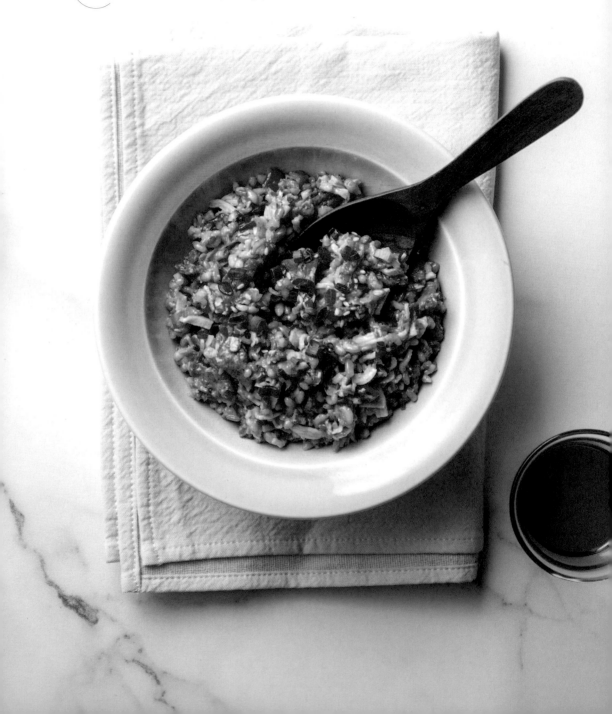

10 min

冰箱裡的食材所剩無幾時，可以選擇這道速簡料理。炒蔥的時候多加一點油，儘可能煸出蔥油，味道就會更接近外面小吃店賣的炒飯。這道炒飯的製作步驟像泡麵一樣簡單，營養卻相當均衡。

Ingredients

蔥 10cm
蟹肉 60g
雞蛋 1 顆
咖哩粉 1/2 大匙
胡椒 少許
葡萄籽油 適量
糙米飯（已煮好）150g
蠔油 1/2 大匙
芝麻油 1 大匙
白芝麻 少許

How to cook

1
將蔥洗淨後切末，蟹肉切碎。

2
將蛋打在碗中，放入咖哩粉和胡椒後用筷子攪拌均勻，製成蛋液。

3
將葡萄籽油倒入平底鍋（油量不要太少），放入蔥末用中火翻炒，充分煸出蔥油。

4
放入蟹肉後繼續翻炒。

5
把平底鍋內的食物移至一側，再倒入蛋液製成炒蛋。
☛ 蛋要確實炒熟後再放飯，飯才不會太爛。

6
將事先煮好的糙米飯和蠔油放入平底鍋，把所有食材攪拌均勻，炒得粒粒分明。
☛ 若使用現成的微波白飯，可以不用加熱，直接使用。

7
關火後裝盤，淋上芝麻油，飯上撒一點白芝麻即完成。

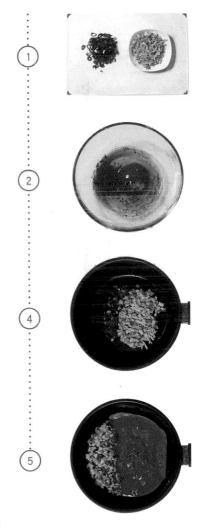

DANO's TIP

芝麻油在高溫下容易發苦，所以要等全部步驟都完成後再淋上芝麻油，才能保留香味，並攝取到最多的營養。

減肥期間不小心暴飲暴食了，怎麼辦？

「如果是自己一個人吃飯，還能順利控制飲食，但是有時難免會跟朋友聚餐，這時我常常會失去理性、低頭猛吃。每次吃完大餐後我都很自責，我要如何避免這種情況呢？」

跟朋友相聚、一起享用美食，不只是單純為了生存而進食，而是人生中不可或缺的重要樂趣。尾牙、過年、慶生、邀請朋友來家裡作客、跨年等，人類從古至今都是透過「一起分享豐盛的食物」來表現彼此深厚的情誼，每個人都一定會遇到可能會暴飲暴食的時刻。首先，請你先練習減少暴飲暴食的頻率，例如從一週五次改為一週三次，之後再慢慢減少到一週一次。為了避免常常吃大餐來養大你的胃，必須先付出相對的努力。

① 事先預防暴飲暴食

請先改變想法，不要覺得「為什麼我吃了那麼多？」而是思考「我的身體究竟是少了什麼營養素，我的身體才會覺得匱乏」！

若要預防暴飲暴食，就要先理解大腦為什麼會像上癮一樣，不停地把食物塞入嘴巴裡。我們的大腦會將食物的外型、滋味、香味作為生存所需的訊號，例如熟透的水果或肥美的當季海鮮看起來會格外誘人。自然界中營養豐富的食物更能刺激我們的味蕾，對身體好的食物也會顯得更美味，這是人類進化的結果。

然而，當我們吃下太多加工食物後，上面所說的的事實就被推翻了。加工食物包括精緻碳水化合物、高糖分和高鈉含量的食物、工廠製造出添加人工香料的刺激性食物，這些食物香味強烈、吃起來美味，但原本的營養卻已遭破壞或消失，無法提供我們人體必需的營養。

所以明明已經吃了很多食物，卻想要再吃進更多時，這表示你的身體發出迫切的警訊：身體所需的微量營養素不足。因此，只要均衡攝取必需營養，就能預防暴飲暴食，而且吃得少也能滿足。

②

暴飲暴食後的對策

吃大餐後也不要感到灰心，你還有三次挽回的黃金時間

第一個黃金時間 ▶ 🕐 暴飲暴食後的 1 個小時內

聚餐通常不會只有一次，要是在第一次暴飲暴食後就放棄一切，萌生「唉，沒救了，我不要再減肥了」的念頭，很容易引來第二次和第三次的暴食。不過，只要你稍微改變想法，認為每一餐都是危機也是轉機，就能讓暴食的紀錄只停留在一次。請打開手機裡記事本之類的應用程式，將剛剛自己吃下什麼食物、吃了多少仔細記錄下來。雖然只是簡單的記錄行為，卻能有效幫助你從「我不管了啦」和「上癮般」的狂嗑行為當中暫時脫離出來，以客觀的角度看清自己。

第二個黃金時間 ▶ 🕐 暴飲暴食後的 24 小時內

暴食的第二天，累積在身體裡的是滿滿的碳水化合物。如果以正面的角度思考，這其實是一個突破自己的好時機，此時最適合做平常很難做到的「高強度間歇訓練」。高強度間歇訓練能在短時間消耗體內大量的卡路里，這個道理就像是汽車越常熄火、就會越耗油一樣。

＋掃描頁面右上方的 QR 碼，參考 DANO 的高強度間歇訓練！

第三個黃金時間 ▶ 🕐 暴飲暴食後的 48 小時內

暴食後的 48 小時，是決定你會不會繼續暴食的重要關鍵。請記住，一天至少要喝滿兩公升的水，食物中膳食纖維的比例要比平常多上 1.5 倍，讓疲憊的消化器官在吃進過量食物後能好好休息並順利排出。

想補充滿滿蛋白質的
增肌減脂料理

2

PROTEIN

01 白醬鮭魚燉菠菜

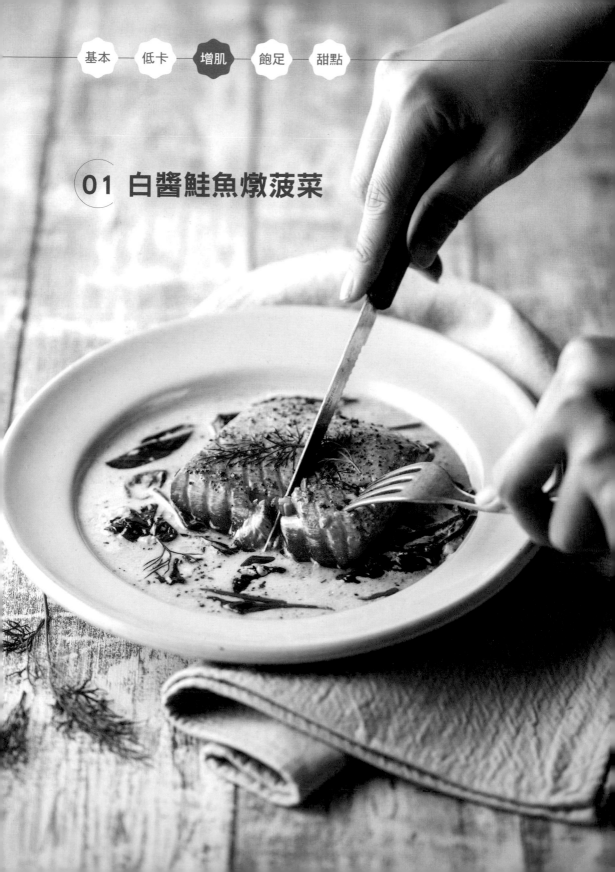

這道菜是生酮飲食，低碳水、高脂肪、高蛋白質。每 100g 的鮭魚含有 20g 的蛋白質，屬於高蛋白食材，因此雞胸肉吃膩的時候，非常建議用鮭魚替換。在白醬和菠菜搭配之下，柔嫩的鮭魚多了一點高級料理的感覺。

Ingredients

鮭魚排 100g
鹽 少許
胡椒 少許
檸檬 1/2 顆（可替換成 40g 的檸檬汁）
橄欖油 4 大匙
蒜泥 1/2 大匙
菠菜 50g
牛奶 100g
香料粉（迷迭香或奧勒岡等）少許

How to cook

1

用流動的水洗淨鮭魚後，用廚房紙巾吸乾水分，撒上鹽和胡椒、淋上榨好的檸檬汁，醃製 5 分鐘。

☞ 也可放上檸檬片。

2

將橄欖油倒入平底鍋，充分預熱後放入鮭魚排，以中火加熱，煎至表面焦脆就可以從鍋中取出，靜置一旁備用。

☞ 這時可將鍋裡的油淋在鮭魚上，但不要翻面，只要讓上面和側面微熟即可。因為之後還會再加熱，所以這個步驟不用煎到全熟。

3

將蒜泥放入平底鍋，用鍋裡剩餘的油以中火稍微煸炒至金黃後，放入已洗淨的菠菜，繼續炒 1 分鐘。

4

將牛奶、香料粉、鹽放入平底鍋中，轉小火加熱 2 分鐘。

5

鍋中的醬汁收乾到一定程度後，放入鮭魚排，繼續加熱 2 分鐘後即可裝盤。

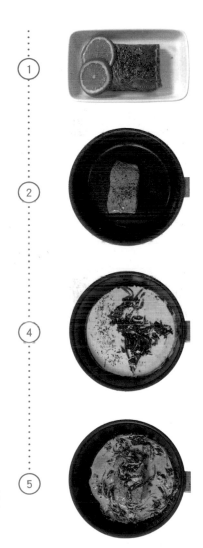

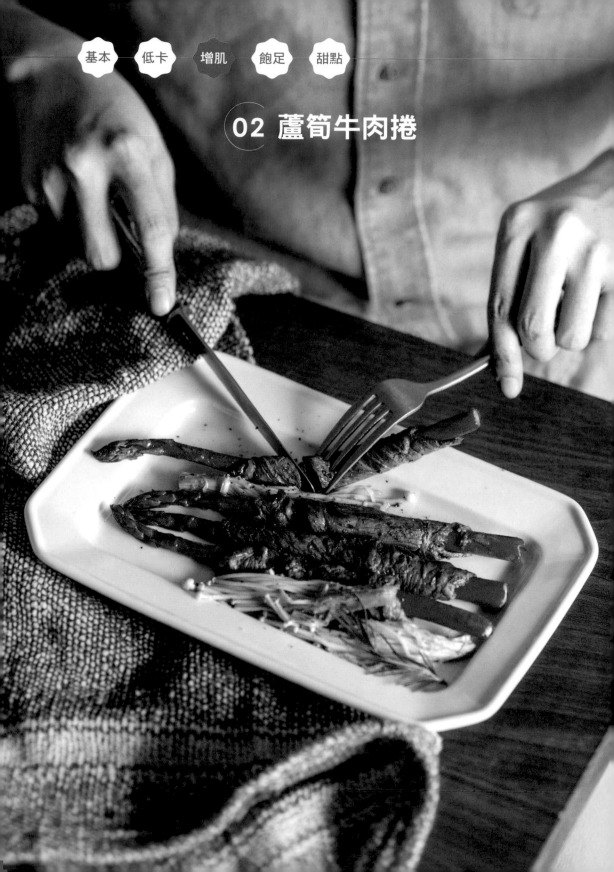

02 蘆筍牛肉捲

用牛肉把蘆筍包得美美的，既好看又好吃。可以放入一大把金針菇一起炒，用金針菇替代米飯，不僅降低碳水化合物的攝取量、提高飽足感，也能將油膩感一掃而空，非常適合當作便當菜。

Ingredients

牛肉片 100g
料理米酒（註）1 大匙
胡椒 少許
蘆筍 6 條
橄欖油 2 大匙
金針菇 100g
醬油 1/2 大匙
芝麻油 1 大匙

註：韓國料理米酒的用途是去除肉類或海鮮的腥味，適合用在拌炒肉類或蒸烤海鮮，可在韓國食品店或網路商店購得，也可以用台灣的米酒替代。

How to cook

1
將牛肉切成長寬 10 公分的大小，然後淋上料理米酒、撒上胡椒醃製。

2
用流動的水洗淨蘆筍後，切下蘆筍底部 1-2 公分較硬的部分，放在牛肉片上捲起。

3
將橄欖油倒入平底鍋，先放入捲好牛肉的蘆筍，再於空隙處放入金針菇，以中火平均翻炒。

4
待牛肉快熟時，淋上醬油和芝麻油，反覆翻面煎煮 1-2 分鐘，直到全熟後即完成。

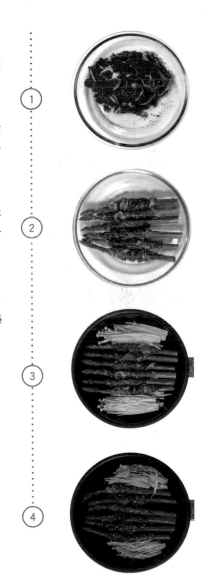

① ② ③ ④

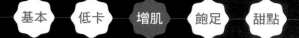

03 鷹嘴豆泥蔬菜球佐沙拉

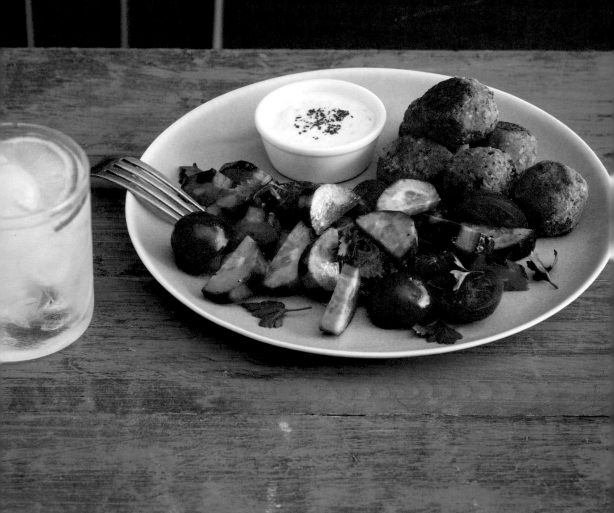

鷹嘴豆泥蔬菜球（Falafel）是一道傳統中東料理，將鷹嘴豆磨碎後油炸製成丸子，通常會放入沙拉或包入皮塔餅（Pita）中一起享用。搭配小黃瓜、番茄和清爽的優格沙拉醬一起吃，讓人感覺就像在高級異國餐廳裡用餐！

Ingredients

葡萄籽油 適量
小黃瓜 1/2 條
小番茄 5 顆
橄欖油 1 大匙
檸檬汁 1 大匙
胡椒 少許

鷹嘴豆泥蔬菜球

煮熟的鷹嘴豆 100g
蒜泥 1/2 大匙
燕麥片 1 大匙
咖哩粉 1 大匙
胡椒 少許
香菜或巴西里葉 少許
（可省略）

調味料

希臘優格 2 大匙
料理糖漿（可用果糖或
蜂蜜替代）1 大匙
香菜或巴西里葉 少許
（可省略）

DANO's TIP

在鷹嘴豆裡放入一點咖哩粉，既能上色也能增添香味。

How to cook

1
鷹嘴豆放入食物攪拌機裡攪碎。

2
將攪碎的鷹嘴豆和其他蔬菜球食材，全部一起放入大碗中混合攪拌均勻。

3
捏取適量豆泥，在手中滾成方便適合入口大小的球狀，放在廚房紙巾上，輕輕吸取水分。

4
將葡萄籽油倒入平底鍋，放上捏好成型的蔬菜球，以中火加熱到表面金黃取出。

5
將小黃瓜和小番茄洗淨後，小黃瓜切成半圓形，小番茄對半切開。

6
將切好的小黃瓜、小番茄、橄欖油、檸檬汁、胡椒和香菜全部放入碗中，攪拌均勻後製成沙拉。

7
將所有調味料食材放入小碗中攪拌均勻。

8
將攪拌好的沙拉、煎好的蔬菜球以及調味料放在一個大盤上，即可享用。

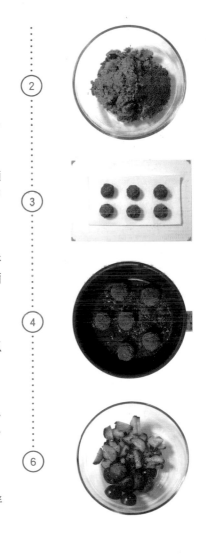

04 奶油白醬雞胸肉

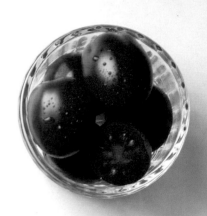

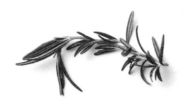

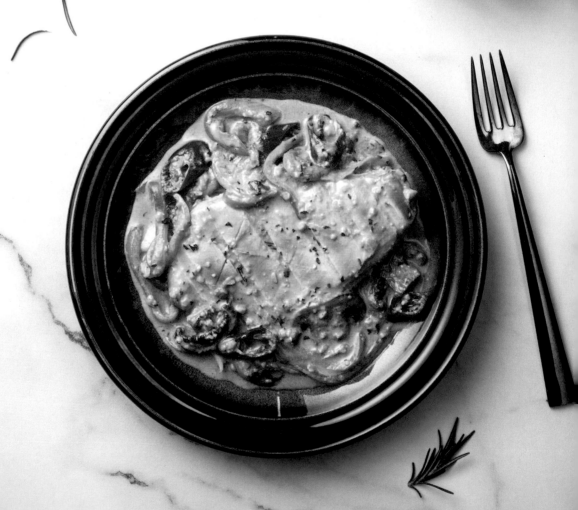

15
min

DANO 將電影「美味關係（Julie & Julia）」裡這道令人垂涎三尺的料理做了改良。原本的食譜加了大量的奶油、動物性鮮奶油和紅酒，這裡改用橄欖油、豆腐和醬油，完成了這道更清爽、更健康的料理！

Ingredients

青陽辣椒（可用青辣椒替代）（註）1 條
洋菇 2 朵
洋蔥 40g
雞胸肉 100g
橄欖油 2 大匙
蒜泥 1/2 大匙

調味料

帕馬森起司 1 大匙
牛奶 100g
醬油 1 大匙
胡椒 少許
迷迭香香料粉 少許

註：青陽辣椒是韓國特有的辣椒品種，多用於製作沾醬、製作醬湯、搭配烤肉等等，台灣不容易購得，可使用一般青辣椒替代。

How to cook

1

將青陽辣椒和洋菇洗淨，辣椒斜切，洋菇切成薄片。洋蔥洗淨、去皮後切成粗絲。

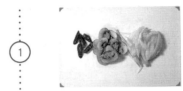

2

雞胸肉洗淨後，在上面斜斜地畫出幾刀。

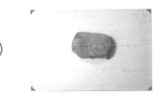

3

將所有調味料食材放入小碗中攪拌均勻。

4

將橄欖油倒入平底鍋，放入蒜泥、洋蔥、洋菇和辣椒，以中火翻炒。

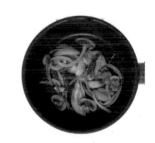

5

依序放入調味料和雞胸肉，以中火加熱 5 分鐘煮到收汁，待醬汁變得濃稠後即可盛盤。

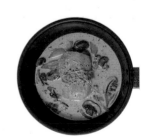

05 夏威夷拌飯
佐花生醬

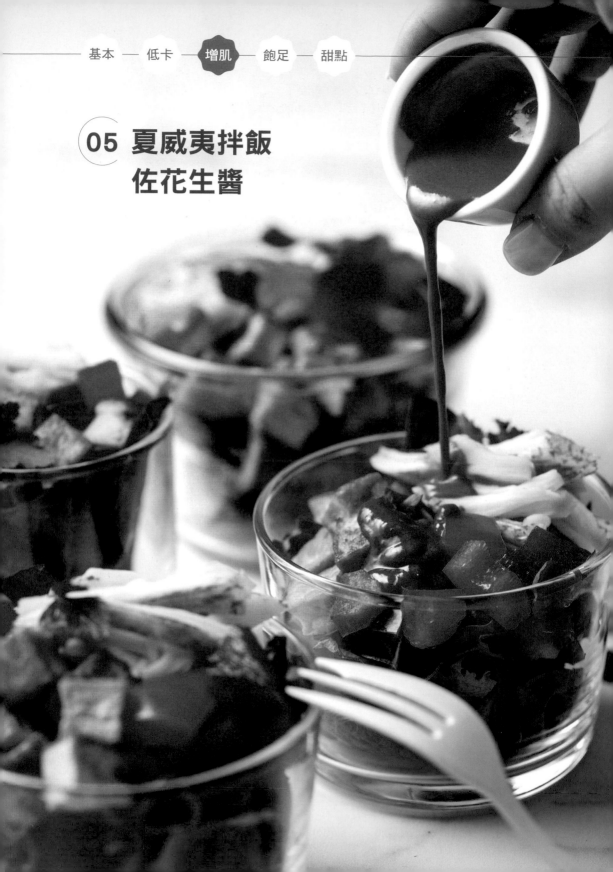

10 min

聽過夏威夷料理「Poke」嗎？這是一種將海鮮切成塊狀，再搭配主食、蔬菜與醬料的健康料理，做起來非常簡單，而且配料非常豐富，不用吃米飯就有飽足感。裡面有蟹肉、豆腐、花生等富含高蛋白的食材，是非常適合健身者的餐食。

Ingredients

板豆腐 150g
甜椒 40g
沙拉用生菜（喜歡的種類皆可）1 把
蟹肉 50g
葡萄籽油 適量

調味料

花生醬 1 大匙
芝麻油 1 大匙
料理糖漿（可用果糖或蜂蜜替代）1/2 大匙
辣醬 1/2 大匙
檸檬汁 1 大匙
醬油 1/2 大匙

How to cook

1
將板豆腐切成長寬 1 公分的大小；甜椒洗淨，去蒂及籽；生菜洗淨，甜椒和生菜切成適合入口的大小；蟹肉用手撕成細條狀。

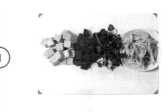

2
將所有調味料食材放入小碗中攪拌均勻。

3
將葡萄籽油倒入平底鍋，放入豆腐後以中火稍微煎熟。

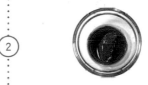

4
將煎好的豆腐、切好的蔬菜和蟹肉裝盤，最後淋上調味料即完成。

☛ 可分裝後放入小玻璃杯裡冷凍保存，不僅能延長保存期限，隨時拿出來吃也很方便。

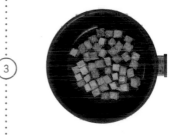

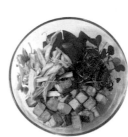

DANO's TIP

這道料理的重點是濃純又酸甜的花生沾醬。如果花生醬已經含糖，就可以省略料理糖漿。

⑥ 06 雞肉豆腐漢堡排

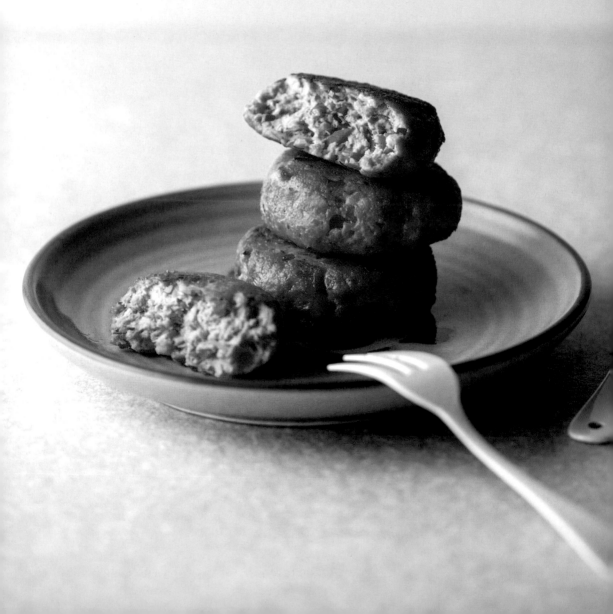

15 min

跟一般高油脂的漢堡排不同，這道漢堡排由植物性蛋白質「豆腐」加上動物性蛋白質「雞肉」組合而成，並且加入了豐富的蔬菜，非常適合當作正餐享用。可以一次多做一點冷凍起來，需要的時候隨時都能拿出來吃。

Ingredients

板豆腐 100g
紅蘿蔔 20g
蔥 10cm
雞胸肉 100g
蛋黃 1 顆
太白粉 10g
鹽 少許
胡椒 少許
葡萄籽油 適量

How to cook

1

將板豆腐放在廚房紙巾上吸取水分。

👉 也可以用手擠壓或在豆腐上面放盤子等重物，除去豆腐水分讓豆腐緊縮，才能讓肉排順利組合起來，料裡也會變得更美味。

2

將豆腐放在塑膠袋內捏碎，再用手平均壓平。

3

將紅蘿蔔洗淨、去皮後切末，蔥洗淨後切末；雞胸肉洗淨後先切小塊再剁碎。

4

將壓碎的豆腐、雞胸肉末、蔬菜、蛋黃、太白粉、鹽和胡椒全部放入大碗中，用手充分抓拌均勻，使餡料產生黏性。

5

從餡料中剁出一塊塊，逐一壓成適合入口的大小，塑型成扁平狀的圓形肉排。

👉 這時手上可以先沾一點油，以免肉排黏在手上。

6

將葡萄籽油倒入平底鍋，放入塑型好的肉排，蓋上鍋蓋，以中火將兩面煎至金黃後即完成。

👉 搭配沙拉更好吃喔！

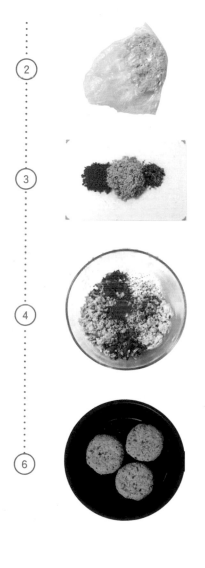

2 **PROTEIN** | 想補充滿滿蛋白質時的增肌減脂料理　　99

07 豆皮蟹肉壽司

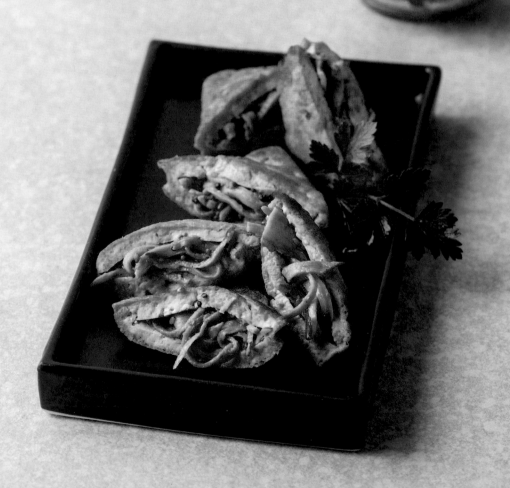

15 min

「豆皮包飯」是一道北韓的街頭小吃。為了減少碳水化合物含量，DANO 將原本填充的米飯替換成蟹肉，不僅讓味道變得更加鮮甜，也提高了蛋白質的含量。如果是平常就喜歡豆腐的人，絕對不能錯過這道料理！

Ingredients

板豆腐 1 盒
葡萄籽油 適量
蟹肉 90g

調味料

芝麻油 1 大匙
料理糖漿（可用果糖或蜂蜜替代）1/2 大匙
芥末籽醬 1/2 大匙
醬油 1/2 大匙
芝麻 1/2 大匙

How to cook

1
將板豆腐分成四等分後再切成三角形，放在廚房紙巾上吸取水分。

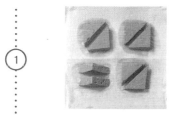

2
將充分的葡萄籽油倒入平底鍋，放入豆腐後，以中火將豆腐的每一面均勻煎至焦黃。

3
將煎過的豆腐放在廚房紙巾上，靜置放涼。

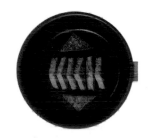

4
將調味料食材全都放入碗中攪拌均勻，製成調味料。

5
將蟹肉用手撕開後，拌入調味料。

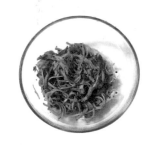

6
將放涼的豆腐長邊中間劃一刀，撐開豆腐，填入調味過的蟹肉絲當作餡料後即完成。

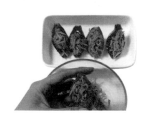

DANO's TIP

如果不喜歡螃蟹，也可以用鮪魚或撕成細長條的雞胸肉取代蟹肉。

08 雞胸肉茄子船型披薩

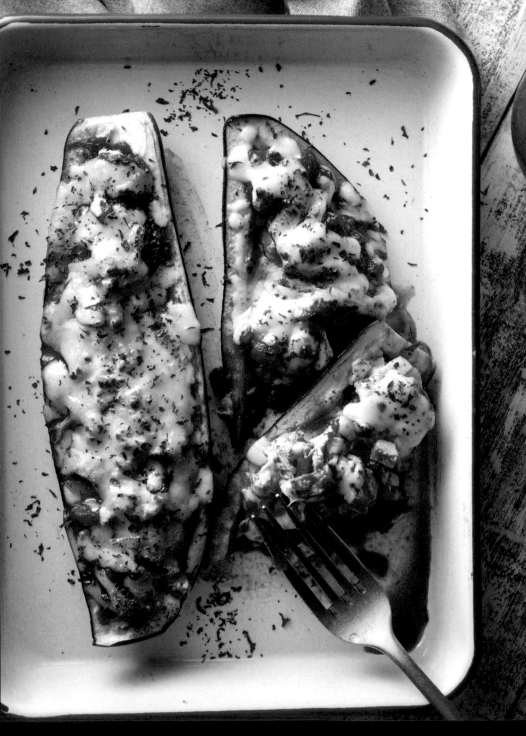

茄子富含花青素和鉀，能有效排除血管內老廢物質，也有消除水腫的功效。試著把茄子當成披薩餅皮，做出一道厲害的創意料理吧！保證讓原本不敢吃茄子的你，也會快速將盤中食物一掃而空。

Ingredients

茄子 1/2 條
雞胸肉 100g
番茄醬（見 P34）
4 大匙
莫札瑞拉起司 20g
胡椒 少許
巴西里香料粉 少許
橄欖油 2 大匙

DANO's TIP

· 茄子富含水分且不耐低溫，若直接放進冰箱冷藏，很快就會發黑。建議茄子買回家後，先去掉蒂頭並清洗乾淨，用廚房紙巾把整條茄子仔細擦乾，用保鮮袋包好之後再放入冰箱的蔬果冷藏室。

· 如果不喜歡茄子，也可替換成像櫛瓜或地瓜之類可以挖出果肉的食材。

How to cook

1

將茄子洗淨後，用湯匙將茄子中間的果肉挖出來。

☞ 請小心挖，如果挖太深，皮可能會破掉。

2

將挖出來的茄子果肉切丁；雞胸肉洗淨後，切成長寬 1 公分的立方體。

3

將 2 大匙番茄醬均勻塗在茄子內側。

4

放入已切好的茄子果肉和雞胸肉，填滿內餡後，再放上剩餘的 2 大匙番茄醬。

5

依序撒上莫札瑞拉起司、胡椒和巴西里香料粉。

6

將橄欖油倒入平底鍋後放入茄子，蓋上鍋蓋，以中火加熱，待起司融化後即可裝盤。

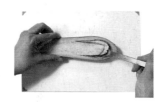

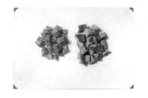

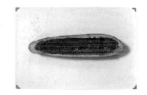
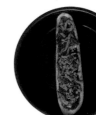

09 花椰菜米蝦仁炒飯

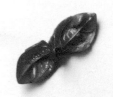

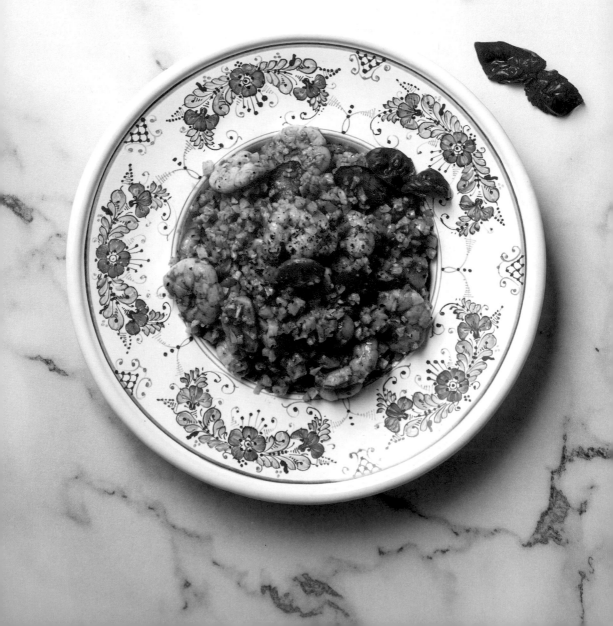

這道菜能吃得到檸檬的清爽、大蒜的香辣味和蝦子的鮮甜，用花椰菜米代替米飯，口感差不多，卻大大降低了碳水化合物的含量。現在在各大超市都能輕鬆買到冷凍蝦仁，當你吃雞胸肉吃膩的時候，可以改用蝦仁來攝取優質蛋白質。

Ingredients

蝦仁 80g
大蒜 4 顆
鹽 少許
胡椒 少許
橄欖油 3 大匙
花椰菜米（見 P38）
100g

調味料

蒜泥 1/2 大匙
辣醬 1/2 大匙
檸檬汁 1 大匙
甜菊糖 1/2 大匙
巴西里香料粉 少許

How to cook

1
將蝦仁去腸泥、以流動的水洗淨後，放在廚房紙巾上吸取水分，再撒上鹽和胡椒醃製。大蒜洗淨後去除頭尾，切成小塊。

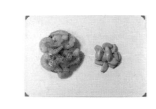

2
將所有調味料食材放入小碗中攪拌均勻。

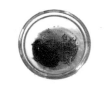

3
將橄欖油倒入平底鍋，放入大蒜後以小火炒至金黃。

4
放入蝦仁後以中火翻炒。

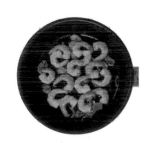

5
等蝦仁煮熟後，再放入花椰菜米多炒 1 分鐘，即可起鍋裝盤。

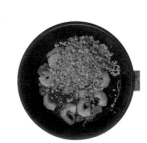

DANO's TIP

只要將義大利麵取代花椰菜米，這道菜就立刻變身為橄欖油香蒜義大利麵！

10 南瓜韭菜炒鴨肉

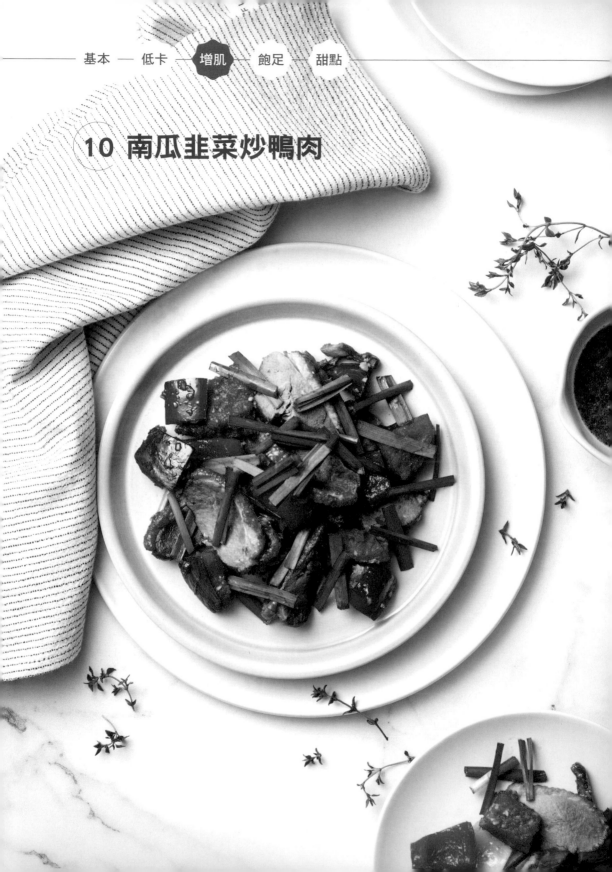

鴨肉不但是豐富的蛋白質來源，還富含不飽和脂肪酸和多種維生素，是營養價值非常高的肉類。試著把鴨肉跟南瓜和韭菜一起炒炒看吧！這道菜的重點是搭配十分清爽的芥末醬，營養美味全都有，口感十分特殊，吃過一次就會不斷回味。

Ingredients

南瓜 100g
甜椒 1/4 顆
洋蔥 40g
韭菜 50g
葡萄籽油 適量
蒜泥 1/2 大匙
煙燻鴨肉片 100g

調味料

芥末醬 1/2 大匙
芝麻油 1 大匙
料理糖漿（可用果糖或蜂蜜替代）1/2 大匙
檸檬汁 1 大匙
醬油 1/2 大匙
白芝麻粉 1/2 大匙

How to cook

1

南瓜洗淨後去籽，切成容易入口、大小均勻的塊狀，裝入大碗後灑點水，再放進微波爐加熱 3 分鐘。

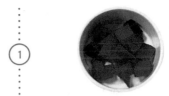

2

將甜椒洗淨，去蒂及籽；洋蔥洗淨、去皮；韭菜洗淨後，切除根部粗纖維的部分，三種蔬菜皆切成方便一口吃下的大小。

3

將葡萄籽油倒入平底鍋，放入蒜泥和洋蔥後以中火翻炒。

4

洋蔥炒到透明後，放入煙燻鴨肉、南瓜、甜椒，再繼續炒 5 分鐘。

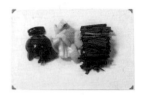

5

最後放入韭菜炒 1 分鐘，即可裝盤。

6

將所有調味料食材放入小碗中攪拌均勻，搭配成品一起享用。

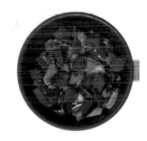

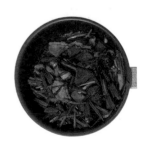

DANO's TIP

鴨肉屬於寒性食物，非常適合跟溫熱性的韭菜一起食用。韭菜還可以去除鴨肉的腥味，這兩個食材實在是絕配。

11 涼拌螺肉豆腐麵

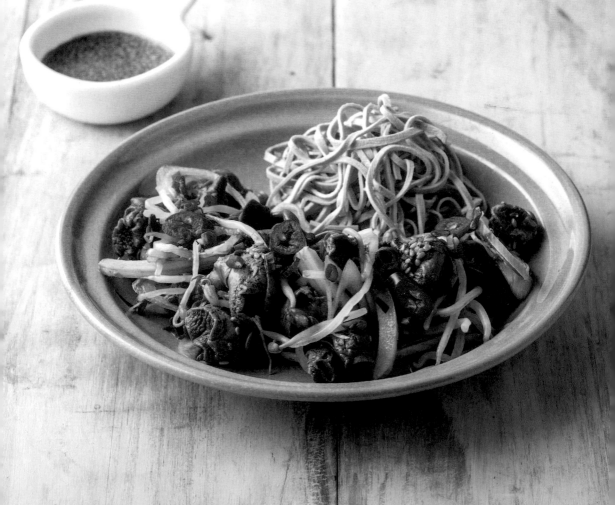

15 min

螺肉的脂肪含量低，是相當優質的蛋白質來源。可以用清爽的醬油取代重口味的辣椒醬，用豆腐麵和綠豆芽取代麵條，大大降低了碳水化合物，即使在深夜偷吃也不會有負擔。需要口味較清淡的下酒菜時，也相當推薦這道菜。

Ingredients

洋蔥 40g
蔥（蔥白）10cm
綠豆芽 50g
豆腐麵（註）50g
罐頭螺肉 80g

調味料

蒜泥 1/2 大匙
芥末醬 1 大匙
螺肉罐頭的湯汁 4 大匙
醋 3 大匙
醬油 1 大匙
白芝麻 1 大匙

註：家樂福或網路商店可以買到單包裝的豆腐麵，外型像是一般麵條，但主要成分是黃豆，因此是低醣飲食的好選擇。

DANO's TIP

如果冰箱裡剛好有吃剩的豬腳，可以把這道菜的螺肉改成豬腳試試看。短時間就能輕鬆完成，成品就像韓式料理餐廳賣的涼拌豬腳！

How to cook

1
洋蔥洗淨、去皮，切成粗絲；蔥洗淨後，取蔥白處切成薄片。將處理好的洋蔥和蔥白泡冷水 10 分鐘，以去除辣味。

①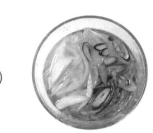

2
將綠豆芽洗淨、去除尾部後裝入耐熱容器，加入少許的水，放進微波爐加熱 20 至 30 秒，稍微加熱即可。
☞ 如果加熱太久，綠豆芽就不脆了！

②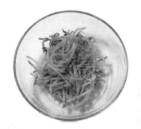

3
用流動的水清洗綠豆芽後，瀝乾水分備用。

4
打開豆腐麵的包裝，將裡面的水倒出，用流動的水洗淨後，瀝乾水分備用。

④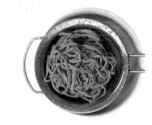

5
先將所有調味料食材放入大碗中攪拌均勻，再放入螺肉、豆腐麵和已經處理好的蔬菜，全部攪拌均勻後即可享用。
☞ 在拌入調味料之前，關鍵是要先完全除去食材的水分！水分越少，調味料就會越入味、越好吃。

⑤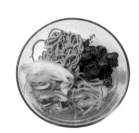

12 芝麻香菇嫩豆腐

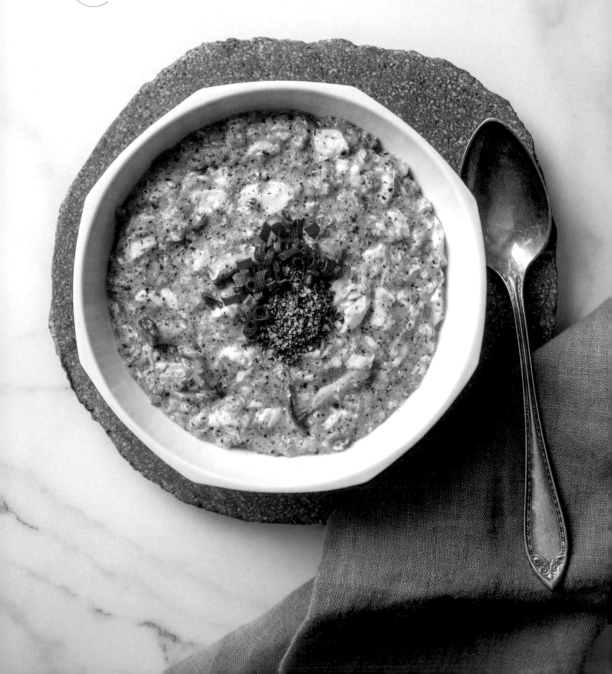

10 min

天氣轉冷的時候，總免不了想吃火鍋來取暖，這時就用平淡卻濃醇的芝麻豆腐鍋來取代紅辣辣的豆腐鍋吧！外面賣的食物大多調味過重，自己下廚你會吃得更健康又滿足。只要加入一點燕麥，就算不攝取米飯也很有飽足感喔！

Ingredients

蔥 10cm
秀珍菇 50g
芝麻油 2 大匙
蒜泥 1/2 大匙
蔬菜高湯（見 P36）
360g
嫩豆腐 180g
燕麥片 30g
白芝麻粉 3 大匙
雞蛋 1 顆
韓式湯醬油 1 大匙

DANO's TIP

韓式湯醬油和一般醬油有什麼不同？

韓國醬油分為一般醬油（釀造醬油）和韓式湯醬油，湯醬油比較鹹、沒有甜味，不會影響湯頭的顏色，卻能帶來爽口的味道，所以適合用在煮湯或是涼拌菜。如果不是煮湯或涼拌，選擇一般的釀造醬油或韓式濃醬油就可以。不過請注意，韓式湯醬油比一般醬油更鹹，請斟酌用量。

How to cook

1
蔥洗淨後切末，秀珍菇稍微洗淨後用手撕成兩三片。

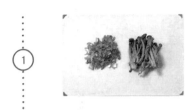

2
將芝麻油倒入鍋中，放入蒜泥、蔥和秀珍菇後拌炒。

3
將蔬菜高湯、嫩豆腐、燕麥片和白芝麻粉放入鍋中，均勻壓碎嫩豆腐後用中火燉煮 5 分鐘。

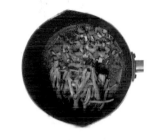

4
把雞蛋打入鍋內，用筷子攪拌成蛋花，再用韓式湯醬油調味後即完成。

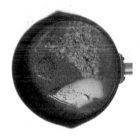

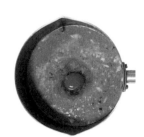

13 韭菜雞肉燕麥粥

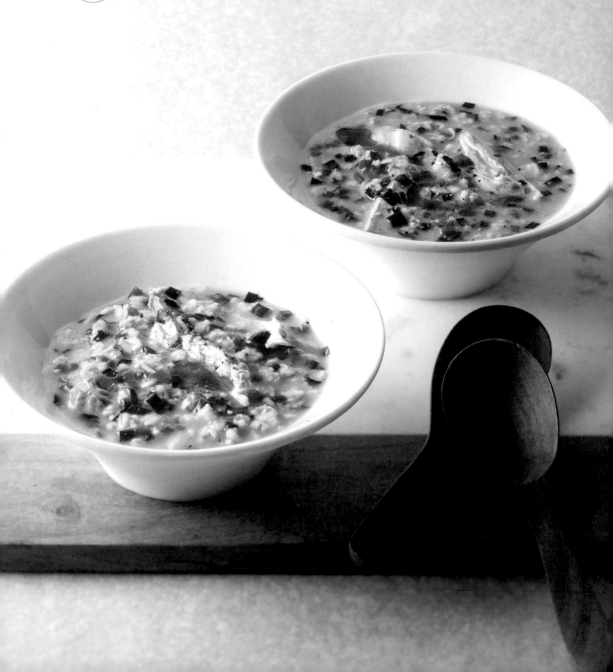

15 min

沒來由地感到疲憊時，只要來一碗這道湯品，就會重新湧出滿滿活力。這道雞肉粥作法十分簡單快速，卻好喝到讓人以為熬煮了很久。人蔘雞湯雖然滋補但是熱量十分驚人，這碗湯有類似的功效，但是卡路里低，做起來也更輕鬆。

Ingredients

韭菜 30g
紅蘿蔔 30g
雞胸肉 100g
水 450g
雞湯 5~7g
燕麥片 20g
芝麻油 1 大匙
胡椒 少許

How to cook

1
將韭菜洗淨後，切除根部粗纖維的部分，切末；紅蘿蔔洗淨、去皮後切末；雞胸肉洗淨後汆燙，順著紋理用手撕成細條備用。

2
將水、雞湯、紅蘿蔔末、雞胸肉絲放入鍋中，以中火煮 5 分鐘，一邊持續攪拌。

3
放入燕麥片，再以小火煮 5 分鐘。

4
關火後，放入韭菜末後攪拌均勻。

5
裝盤後淋上芝麻油、撒上胡椒後即可享用。

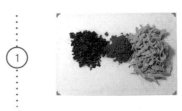

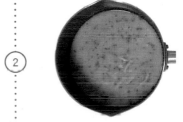

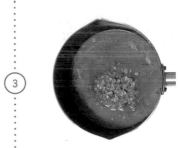

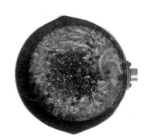

DANO's TIP

如果家裡剛好有紅蔘精，也可加一點點到粥裡，這樣就更有吃補品的感覺。

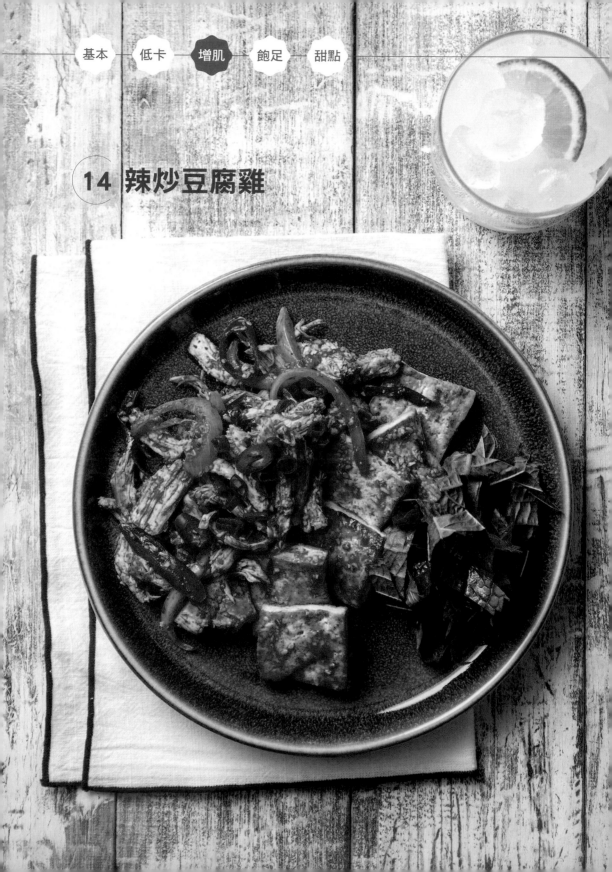

14 辣炒豆腐雞

15 min

想吃點辛辣食物的時候，非常建議這道菜。用辣椒和韓式辣椒粉提升了辣味，卻不會吃進甜辣醬、辣油和豆瓣醬等濃稠醬料的多餘熱量，也能少放一點鹽。使用辣味食材時請適量添加，否則有可能會讓你食欲大增喔！

Ingredients

板豆腐 100g
蔥 10cm
青陽辣椒（可使用一般
青辣椒替代）2 條
洋蔥 40g
紫蘇葉 5 片
雞胸肉 100g
葡萄籽油 適量
蒜泥 1/2 大匙

調味料

芝麻油 1 大匙
蔬菜高湯（見 P36）
50g
鮪魚魚露 1 大匙
韓式辣椒粉 1 大匙
白芝麻 1 大匙

How to cook

1
將板豆腐切成長寬 5 公分、厚 1 公分的塊狀，放在廚房紙巾上吸取水分。

2
蔥和青陽辣椒洗淨後斜切，洋蔥和紫蘇葉洗淨後直切，切成長條型。雞胸肉洗淨後，順著紋理撕成適合入口的細條狀。
← 用手撕雞肉而不是用刀切，比較容易入味，也可用叉子輔助。

3
將所有調味料食材放入小碗中攪拌均勻。

4
將葡萄籽油倒入平底鍋，放入豆腐後以中火將兩面煎至金黃，再裝盤備用。

5
再次將葡萄籽油倒入平底鍋，放入蒜泥、洋蔥、蔥、青陽辣椒後以中火翻炒，直到洋蔥變得透明。

6
轉為小火後，放入煎過的豆腐、雞胸肉和紫蘇葉，再淋上調味料，以中火再加熱 5 分鐘後即完成。

(2)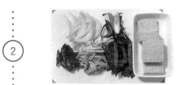

(4)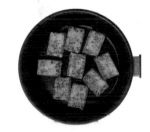

(5)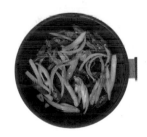

(6)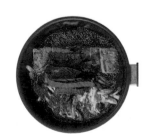

15 清燉牛肉蘿蔔湯

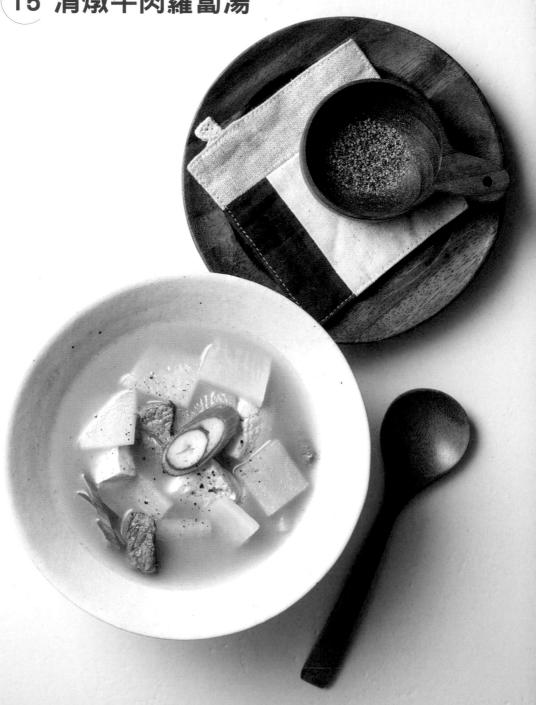

減肥時要儘可能避免湯湯水水，因為湯品會吸收食材的油汁精華，一不小心就會攝取過多熱量，所以重點是要煮出料多的湯。牛肉是美味又高蛋白質的肉品，再加入豆腐就成為清甜可口的高蛋白蘿蔔湯。

Ingredients

蔥 5cm
白蘿蔔 100g
雞蛋豆腐 100g
芝麻油 3 大匙
蒜泥 1/2 大匙
牛肉片 100g
鮪魚魚露 1 大匙
蔬菜高湯（見 P36）
450g
鹽 少許
胡椒 少許

How to cook

1
將蔥和白蘿蔔洗淨後，蔥斜切，豆腐和去皮白蘿蔔切成長寬 5 公分、厚 1 公分的塊狀。

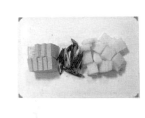

2
將芝麻油倒入鍋中，放入蒜泥和牛肉後，以中火翻炒。

3
炒到看不見牛肉的血色後，放入 1 大匙的魚露並輕輕攪拌。

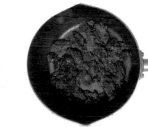

4
放入蔬菜高湯和白蘿蔔後蓋上鍋蓋，以中火燜煮 3 分鐘。

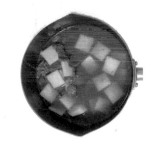

5
待高湯煮滾後轉小火，放入豆腐和蔥，繼續煮 10 分鐘，直到白蘿蔔完全熟透。
☛ 牛肉片以小火燉煮越久，肉質就會變得越軟嫩。

6
以鹽調味後再多煮 2-3 分鐘，煮滾後裝入碗中，撒上胡椒後即可享用。

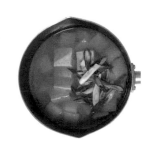

DANO's TIP

白蘿蔔放越多、煮越久，湯頭的鮮味和甜味就會加倍，所以放得比食譜建議的量更多也沒關係。

16 青江菜炒雞胸肉

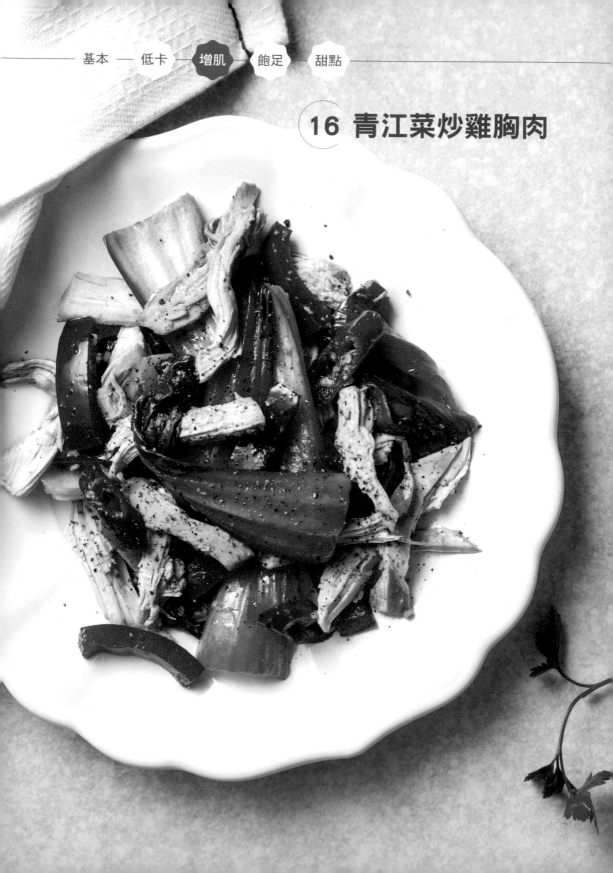

10 min

青江菜富含維他命 C 和膳食纖維，口感香脆，適合煎炒料理。若搭配健身者的好夥伴——雞胸肉，就完成了這道營養均衡、口感多元、盡情吃也沒有負擔的增肌減脂料理。

Ingredients

青陽辣椒（可用青辣椒替代）1 條
青江菜 100g
甜椒 50g
雞胸肉 100g
葡萄籽油 適量
蒜泥 1/2 大匙
胡椒 少許

調味料

蠔油 1/2 大匙
水 1 大匙
檸檬汁 1 大匙
甜菊糖 1/3 大匙

DANO's TIP

青江菜含有豐富的脂溶性 β- 胡蘿蔔素，搭配油脂食用時有助於提高吸收率，因此適合油炒。即使不是用炒的，也建議搭配橄欖油或芝麻油一起享用。

How to cook

1
將青陽辣椒和青江菜洗淨；青陽辣椒斜切，青江菜切除頭部再切成適合入口的大小；甜椒洗淨，去蒂及籽，切成適合入口的大小；雞胸肉洗淨後汆燙至熟，用手撕成細條狀。

2
將所有調味料食材放入小碗中攪拌均勻。

3
將葡萄籽油倒入平底鍋，放入蒜泥稍微翻炒後，放入處理好的青江菜、甜椒和青陽辣椒，持續拌炒至熟透。

4
放入雞胸肉和調味料，繼續翻炒 1 分鐘，最後撒上胡椒即完成。

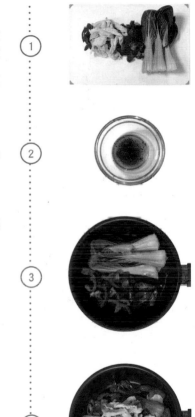

① ② ③ ④

17 夏日清爽椰子雞湯

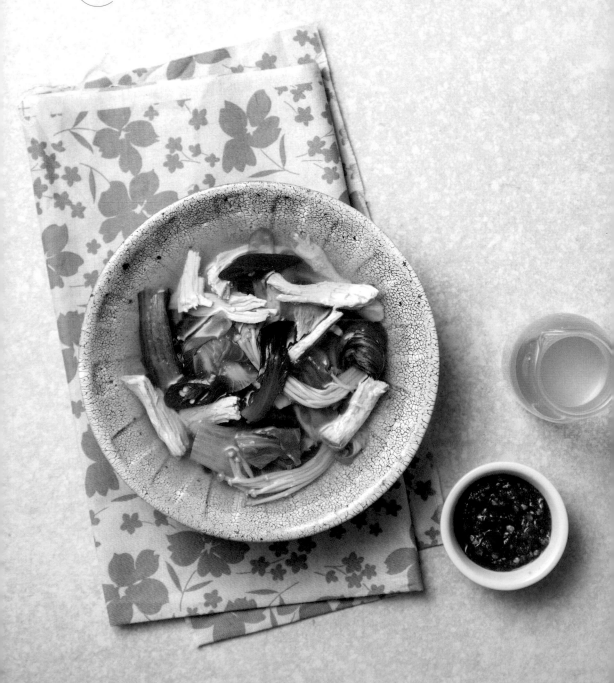

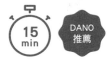

15 min　DANO 推薦

「椰子雞」是中國廣東十分著名的一道煲湯料理，把雞肉和蔬菜放進椰子水裡煮透，香氣濃郁，是雞湯中的極品。湯頭帶著淡淡的獨特椰子香，放入辣椒後，味道清爽又甜辣。

Ingredients

青江菜 1 株
韓國大白菜 2 片
茼蒿 1 把（可省略）
金針菇 30g
蔥 10cm
青陽辣椒（可用青辣椒
替代）1 條
雞胸肉 100g
椰子水 300g
鮪魚魚露 1 大匙

調味料

青陽辣椒末（或青辣椒
末）1/2 大匙
蒜泥 1/2 大匙
辣醬 1/2 大匙
檸檬汁 1 大匙
醬油 1/2 大匙
甜菊糖 1/2 大匙

How to cook

1
將青江菜、韓國大白菜、茼蒿洗淨後，切成適合入口的大小；金針菇把根部切除，均分成小株；蔥和青陽辣椒洗淨後，斜切備用。

2
雞胸肉洗淨後汆燙，用手撕成大片。
☛ 煲湯用的雞胸肉不建議太小塊。

3
將所有調味料食材放入小碗中攪拌均勻。

4
先將椰子水和魚露倒入鍋中，再放入雞胸肉、處理好的蔬菜以中火煮10 分鐘。待食材熟透後即完成，鍋中的食材可搭配醬料享用。

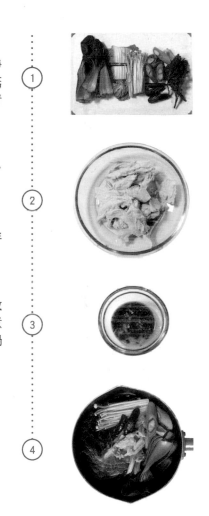

① ② ③ ④

DANO's TIP

這道湯品的湯頭味道較清淡，可依個人喜好沾醬吃。

❷ **PROTEIN** | 想補充滿滿蛋白質時的增肌減脂料理　121

18 墨西哥辣味牛肉醬

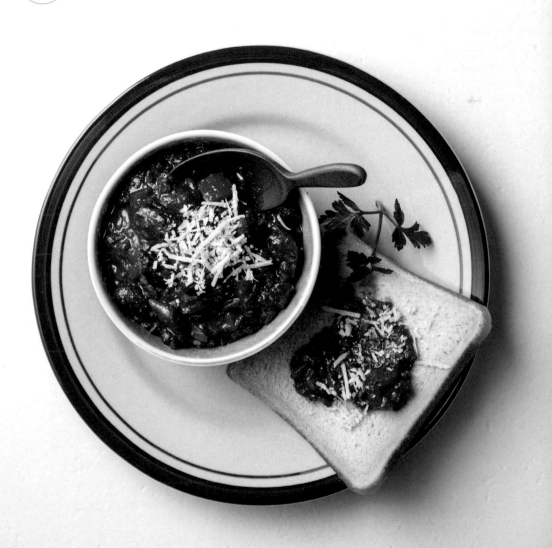

20 min

這是一道源自美國德州南部的墨西哥料理,現在已成為美國的家常菜,原文「Chili con Carne」的意思是「肉和辣椒」。除了肉和辣椒兩大主要食材之外,這道菜裡還加入了花豆,能夠同時攝取來自肉類和豆類的蛋白質。

Ingredients

牛絞肉 70g
料理米酒 1 大匙
鹽 少許
胡椒 少許
泡過的花豆 50g
紅蘿蔔 20g
洋蔥 20g
青陽辣椒(可用青辣椒替代)1 條
甜椒 20g
橄欖油 適量
蒜泥 1 大匙
帕馬森起司 少許

調味料

番茄醬(見 P34)100g
蔬菜高湯(見 P36)180g
韓式辣椒粉 1 大匙

How to cook

1
將牛絞肉放入碗中,以料理米酒、鹽和胡椒醃製。

2
將泡過的花豆瀝乾水分備用。
☛ 花豆需事先洗淨,泡水約 8 小時。

3
將紅蘿蔔和洋蔥洗淨、去皮,紅蘿蔔切末,洋蔥切成適合入口的大小;青陽辣椒洗淨後斜切;甜椒洗淨,去蒂及籽,切成適合入口的大小。
☛ 也可依個人喜好,將以上全部食材都切末。

4
將充分的橄欖油倒入平底鍋,放入洋蔥、青陽辣椒、蒜泥後以中火翻炒,當洋蔥變得透明後,放入醃製好的牛絞肉。

5
拌炒到看不見牛肉的血色後,放入紅蘿蔔、甜椒、花豆和全部的調味料食材,以小火燜煮 10 分鐘。

6
裝盤後,酌量撒上帕馬森起司,即可享用。

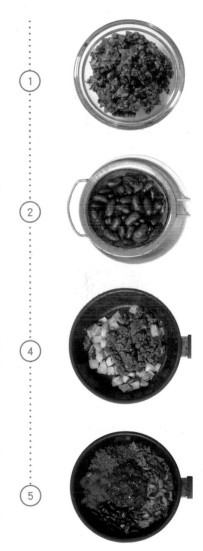

① ② ④ ⑤

19 雞胸肉燉白蘿蔔

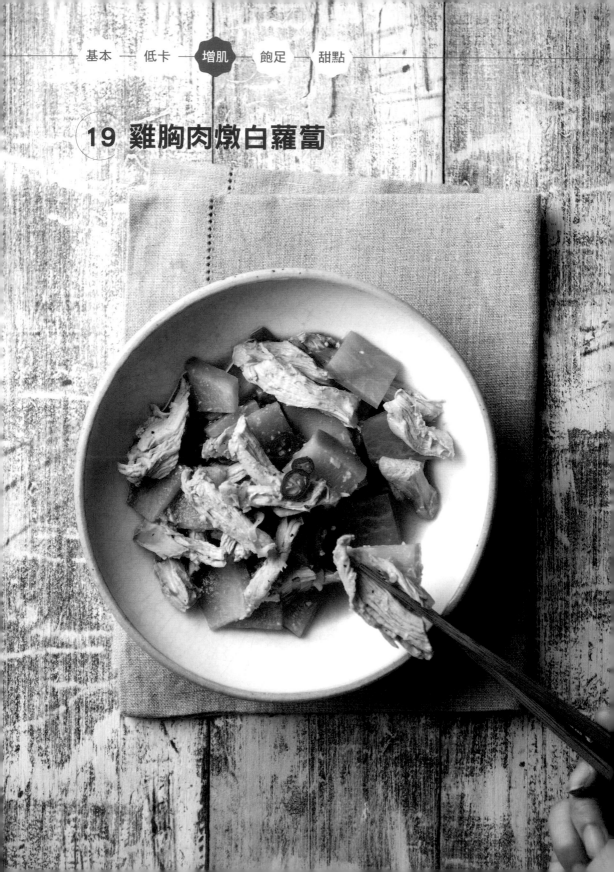

15 min

將雞胸肉和白蘿蔔一起燉煮，不僅好吃，也能提升飽足感，是能夠完整攝取膳食纖維和蛋白質的完美一餐。相信你在吃的時候，就能深深感受到白蘿蔔和雞肉簡直是絕配。

Ingredients

蔥 10cm

青陽辣椒（可用青辣椒替代）1 條

白蘿蔔 150g

雞胸肉 100g

調味料

蒜泥 1/2 大匙

蠔油 1/2 大匙

蔬菜高湯（見 P36）50g

醬油 1/2 大匙

甜菊糖 1/3 大匙

胡椒 少許

How to cook

1
將蔥、青陽辣椒和白蘿蔔洗淨後，蔥和辣椒斜切，白蘿蔔切成長寬 2-3 公分的立方體；雞肉洗淨後汆燙，順著紋理用手撕成適合入口的大小。

2
將所有調味料食材放入小碗中攪拌均勻。

3
將處理好的蔬菜、雞胸肉和調味料放入鍋中，蓋上鍋蓋，先以中火煮 5 分鐘，再轉小火多煮 5 分鐘，待白蘿蔔熟透後即完成。

① ② ③

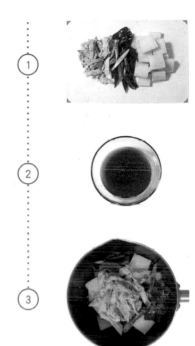

20 茄子麻婆豆腐

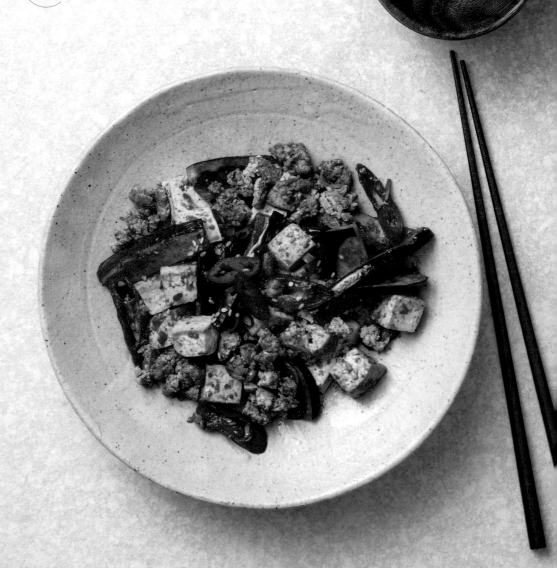

15 min

原本是稍嫌油膩的中式經典菜色，DANO 把它改良為口味清爽的高蛋白料理。將豆腐、豬肉和茄子搭配調味料一起炒，就能同時吃到多種健康食材。可以依個人喜好調整辣度。

Ingredients

豬絞肉 70g
料理米酒 1 大匙
胡椒 少許
雞蛋豆腐 100g
蔥 5cm
青陽辣椒（可用青辣椒替代）1 條
洋蔥 40g
茄子 40g
葡萄籽油 適量
辣椒油 1 大匙（可省略）

調味料

蒜泥 1/2 大匙
蠔油 1 大匙
芝麻油 1 大匙
韓式辣椒粉 1/2 大匙
甜菊糖 1/2 大匙
胡椒 少許

How to cook

1
將豬絞肉放入碗中，以料理米酒、胡椒醃製，均勻攪拌後備用。

2
將雞蛋豆腐切成長寬 2-3 公分的方形後，放在廚房紙巾上吸取水分。

3
將蔥、青陽辣椒、洋蔥和茄子洗淨，蔥和辣椒斜切，洋蔥和去蒂頭的茄子切成長條狀。

4
將所有調味料食材放入小碗中攪拌均勻。

5
將充分的葡萄籽油倒入平底鍋，放入處理好的洋蔥、蔥、辣椒，以中火翻炒，再放入豬絞肉、辣椒油，再拌炒 3 分鐘左右即完成。

6
放入調味料、豆腐和茄子，以大火炒 5 分鐘至收汁即可。

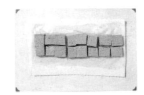

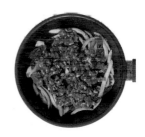

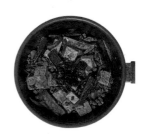

DANO's TIP

如果不喜歡豬肉的味道，用雞胸肉取代豬肉也很美味。

適合阿宅的重訓計畫

「待在家裡的時間變長，無法出門運動卻又吃太多，我完蛋了！」

這兩年，居家工作和遠距上課變成了我們的日常，活動量突然大量降低，點外送的頻率也增加許多。雖然網路上到處都找得到居家健身的資訊，但是對很多人來說，待在家裡的時間只想發懶，很難會有動力去督促自己運動，在家運動多少就是感到「氣氛不對」，因此在這樣的環境中很難養成運動習慣。儘管可以強迫自己嘗試幾次「平常不會做的事」，可是時間一久就會恢復惰性，回到平日模式，繼續賴在床上不動，或是坐在沙發上瀏覽外送菜單。因此，DANO 要給你的建議是，就算是在家中，為了要讓自己動起來，一定要從「調整環境」做起。

①　布置屋內環境

如果要讓「好習慣」的種子發芽，就要先有肥沃的土壤。停止那些不切實際的決心，例如「每天運動一個小時」、「絕對不吃麵粉製品」，而是要打造「誘發具體行為的視覺訊息」、「訂定固定的時間」、「固定的地點」。只要具備這三個條件，不論是運動還是控制飲食，都會比之前容易許多。

☐ 把運動服放在容易看到的固定位置。
☐ 每天在同一個地方使用重訓用的瑜伽墊，使用後也要收納在容易看到的地方。
☐ 移除手機裡的外送 APP，或是隱藏在螢幕上看不到的地方。
☐ 冰箱常備有新鮮蔬菜，而且放在一眼就看得到的位置。
☐ 將四格餐盤放在可以最順手拿到的地方。
☐ 設定每天運動時間的鬧鐘。

②

在家抽空運動

要做一件之前從未做過的事情，會比平常耗費更多身體上和精神上的能量，所以建議從最輕鬆的做起，不要一開始就大幅度改變日常生活習慣，只要稍微抽出一點時間就好。試著找一個簡單的運動，設定自己能輕鬆持續一週的目標時間、次數以及難易度。關於「何時、何地、做什麼運動」等計畫的細節，要越清楚越好。

最簡單的方法就是在平常每天會做的行為再加上一點簡單的運動。請參考以下的運動項目，現在就挑戰看看，把他們加入你的日常生活裡吧！

☐ 刷牙時，做十次深蹲。

☐ 睡前敷面膜時，抬腳運動。

☐ 看電視時，靠牆深蹲十次。

☐ 坐下時，大腿夾書夾三分鐘。

☐ 放一首歌的時間，做全棒式。

☐ 趁微波爐加熱食物時，做站姿抬腿。

☐ 早上起床後，邊伸懶腰邊拉筋。

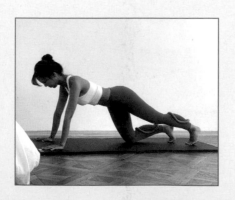

想滿足口腹之欲的
高纖飽足料理

3

CHEAT DAY

01 香甜韓式菜蛋吐司

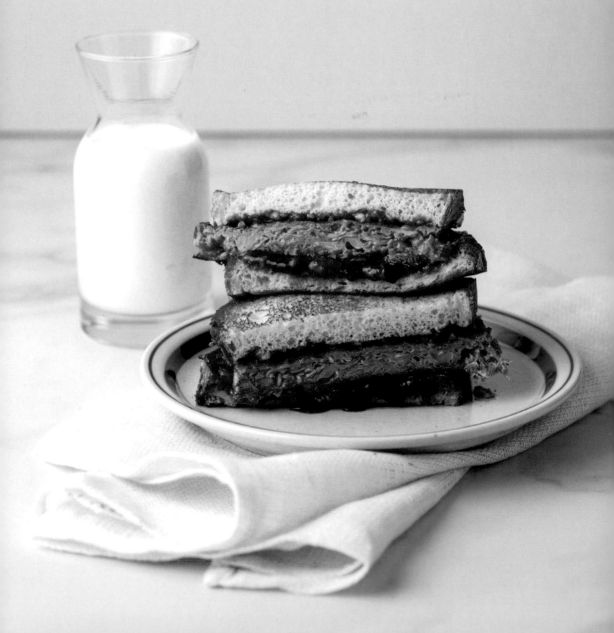

15 min

乍看之下只夾了煎蛋，但實際上吃下去就知道並不簡單，原來是煎蛋裡頭還放入了滿滿高麗菜！用健康低熱量的甜菊糖取代砂糖、用香蕉泥和辣醬取代果醬，這就是 DANO 牌的低卡健康韓式菜蛋吐司。

Ingredients

高麗菜 50g
香蕉 1/2 條
雞蛋 1 顆
帕馬森起司粉 1 大匙
甜菊糖 1/2 大匙
胡椒 少許
巴西里香料粉 少許
葡萄籽油 適量
白吐司 2 片
TABASCO 辣椒醬 1 大匙

How to cook

1
高麗菜洗淨後切絲，香蕉裝入碗中，用叉子壓成泥狀。

2
將高麗菜、雞蛋、帕馬森起司粉、甜菊糖、胡椒和巴西里香料粉放入大碗中攪拌均勻。

👉 如果想多吃一點高麗菜，可以再多放一點，因為高麗菜拌入蛋液後會立刻縮水。

3
將葡萄籽油倒入平底鍋，倒入**步驟 2** 後以中火加熱，製作成立方體的煎蛋，大小約與吐司相同。煎好後，移至空盤子備用。

4
將吐司放入平底鍋，以小火將吐司兩面煎至金黃。

5
將香蕉泥均勻塗在煎過的吐司上。

6
將一片吐司塗上辣椒醬，另一片吐司放上煎蛋，將兩片吐司組合起來後即可享用。

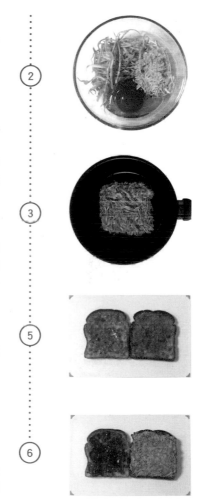

② ③ ⑤ ⑥

DANO's TIP

帕馬森起司粉的味道濃郁，本身就帶有鹹味。如果家裡沒有帕馬森起司粉，也可以用一般鹽來替代。

02 生酮紅蘿蔔雞蛋飯捲

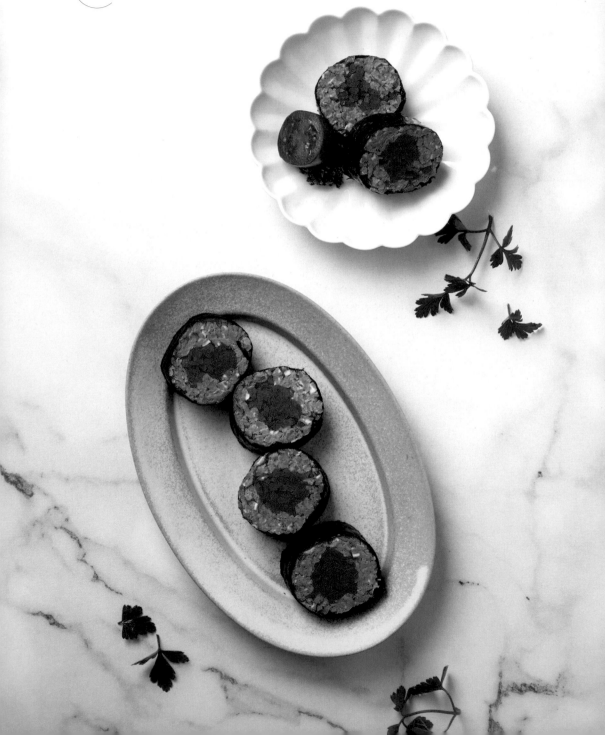

飯捲再也不是碳水化合物炸彈了！現在可以用滿滿的蛋白質取代米飯，做成低醣版的生酮飯捲！將紅蘿蔔醃得酸酸的，不但可以增加風味，營養價值也很高；在蛋液裡放入花椰菜米可以提升口感和飽足感。

Ingredients

紅蘿蔔 100g
水 180g
醋 3 大匙
甜菊糖 1 大匙
雞蛋 3 顆
花椰菜米（見 P38）50g
鹽 少許
葡萄籽油 適量
壽司用海苔 1 張
芝麻油 少許
白芝麻 少許

How to cook

1
將紅蘿蔔洗淨、去皮後切絲。

2
將紅蘿蔔絲、水、醋和甜菊糖放入大碗中，醃製 10 分鐘。

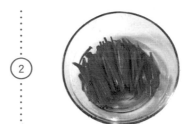

3
將雞蛋、花椰菜米和鹽放入另一個碗中攪拌均勻，製成蛋液。

4
將葡萄籽油倒入平底鍋，倒入蛋液，煎出 2-3 片薄薄的蛋皮。完成後，移至盤子放涼備用。

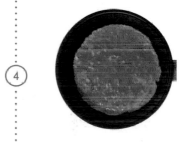

5
用力擠出紅蘿蔔絲的水分，再將葡萄籽油倒入平底鍋，放入紅蘿蔔絲以中火炒至全熟。

6
將放涼的蛋皮切成細長條狀的蛋絲。

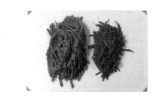

7
將蛋絲和胡蘿蔔絲依序放在海苔上，再捲起來製成飯捲。

8
在海苔表面塗上芝麻油後，撒上白芝麻，切成自己喜歡的大小後，即可享用。

☛ 喜歡吃辣的話，可以沾韓式辣醬吃最對味。

DANO's TIP

花椰菜米不像米飯有黏著力，但如果加在蛋液一起吃，口感會比一般米飯更令人驚豔！

03 偽韓式辣炒年糕

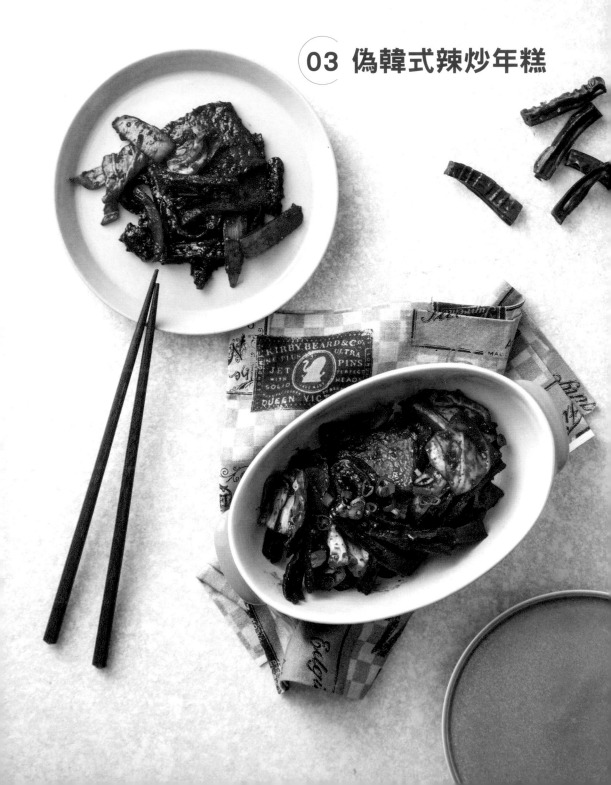

10 min

對韓國人來說，減肥時最難以抗拒的食物，除了泡麵、炸雞之外，另一個就是辣炒年糕了。減肥時忍不住想吃辣炒年糕的話，就來試試 DANO 牌的辣炒年糕。用韓國特有的橡實凍乾（註1）來取代年糕，彈牙的口感會讓你回味無窮。

Ingredients

橡實凍乾（註1）50g
韓式魚板（註2）
1 片（50g）
洋蔥 40g
高麗菜 50g
蔥 10cm

調味料

蒜泥 1/2 大匙
蔬菜高湯（見 P36）
180g
醬油 1 大匙
韓式辣椒粉 1 大匙
甜菊糖 2/3 大匙
胡椒 少許

註1：橡實凍（橡子凍）是一般韓國餐廳裡常見的小菜，是由松鼠喜歡吃的橡實（橡子）做成的，單吃味道有點苦，口感類似於台灣的涼粉。台灣不容易買到盒裝的橡實凍或橡實凍乾，可以在韓國商店購買橡子粉自製替代。

註2：韓式魚板可以在網路商店以及家樂福、全聯等超市購得。

DANO's TIP

如果想吃得更辣，可以依照個人喜好加入韓式辣椒粉或辣椒。

How to cook

1
將橡實凍乾泡在熱水中，泡 5 分鐘後瀝乾水分備用。

2
將韓式魚板放入熱水中汆燙 30 秒。
☛ 汆燙的目的是降低韓式魚板的鈉和油脂含量，不過請注意不要燙太久，否則會失去魚板的鮮味。

3
將洋蔥洗淨、去皮，高麗菜洗淨，兩種蔬菜皆切成適合入口的大小；蔥洗淨後斜切；將處理好的韓式魚板切成適合入口的大小。

4
將所有調味料食材放入小碗中攪拌均勻。

5
將所有食材和調味料全部都放入平底鍋，再以中火翻炒 5 分鐘，讓橡實凍乾充分吸收調味料，完成後即可裝盤。

①
②
③
⑤

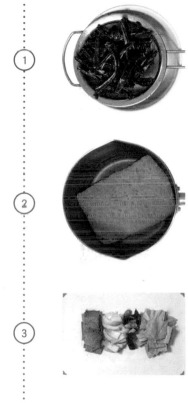

04 辣味豆腐
義大利寬麵

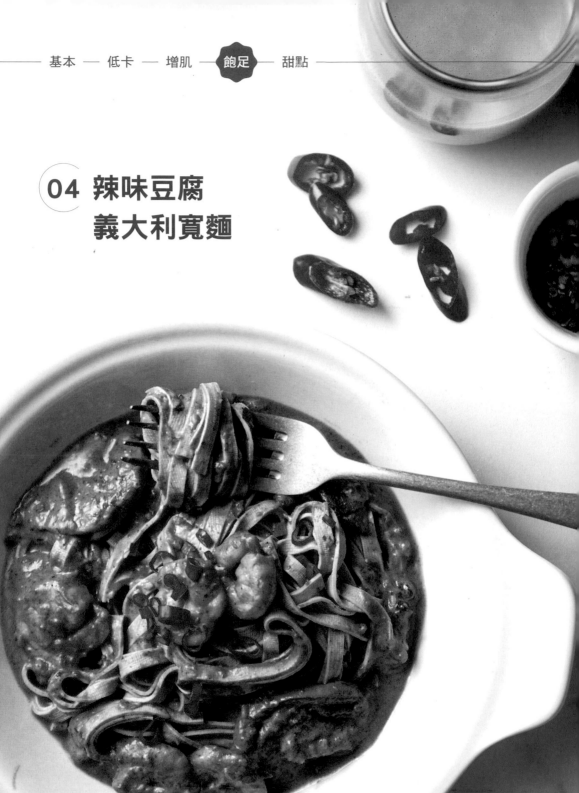

15 min

Toowoomba Pasta 是首爾澳美客牛排館（Outback Steakhouse）的人氣餐點，這是一種口味濃稠又帶有辣味的義大利白醬寬麵，只要將麵條替換成豆腐麵（見 P113）就能放心享用。這道菜完美重現了餐廳的原汁原味，卻一點都不油膩。

Ingredients

豆腐麵 100g
洋菇 2 朵
蝦仁 5 隻
橄欖油 適量
蒜泥 1 大匙
胡椒 少許

調味料

珠蔥 2 條
無糖豆奶 100g
醬油 1/2 大匙
韓式辣椒粉 1/2 大匙
帕馬森起司 1/2 大匙

How to cook

1
打開豆腐麵的包裝，將裡面的水倒出，用流動的水洗淨後，瀝乾水分備用。

2
洋菇稍微洗淨後切成薄片，珠蔥洗淨後切末。

3
將蝦仁去腸泥、以流動的水洗淨後，放在廚房紙巾上吸取水分。

4
將所有調味料食材放入小碗中攪拌均勻。

5
將充分的橄欖油倒入平底鍋，放入蒜泥、洋菇、蝦仁後用小火翻炒。

6
放入豆腐麵和調味料，以中火翻炒後煮 5 分鐘。裝盤後，在上方撒上胡椒即完成。

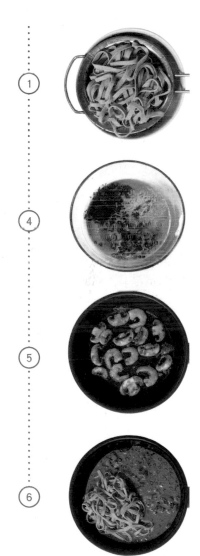

① ④ ⑤ ⑥

05 辣豆芽炒魚板烏龍麵

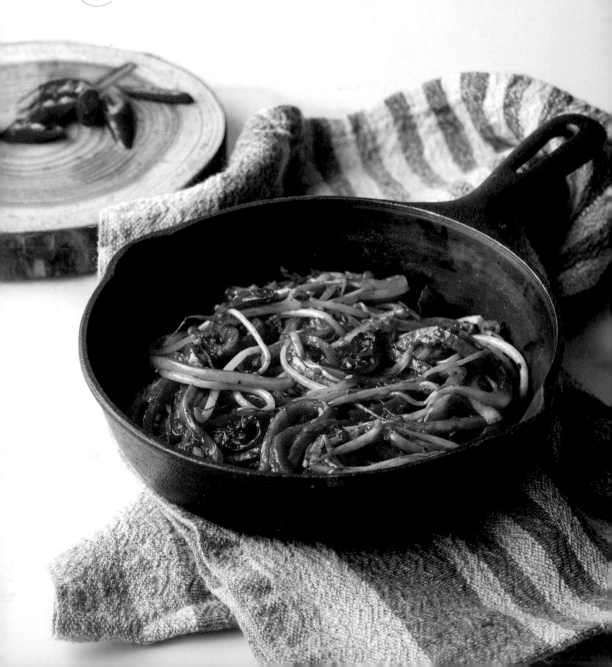

10 min

將魚板切成長條狀後當成麵條來炒，就會搖身一變為好吃的炒烏龍麵，不僅美味，口感也很獨特。如果再放入一大碗綠豆芽，就會大幅提升視覺上的豐富度以及實際的飽足感，強烈推薦給愛吃麵又怕胖的人解解饞。

Ingredients

韓式魚板 1 片
洋蔥 40g
蔥 10cm
青陽辣椒（可用青辣椒替代）1 條
葡萄籽油 適量
蒜泥 1/2 大匙
綠豆芽 100g

調味料

蠔油 1/2 大匙
芝麻油 1 大匙
料理糖漿（可用果糖或蜂蜜替代）1 大匙
水 1 大匙
白芝麻 1/2 大匙
韓式辣椒粉 1/2 大匙
胡椒 少許

DANO's TIP

選擇韓式魚板時，請選擇魚漿含量最高的。一般韓式魚板的魚漿含量平均為 50~60%，如果能買到 70% 的更好。因為魚漿的含量越高，表示蛋白質的比率越高、碳水化合物的比率越低。

How to cook

1
將韓式魚板對半折起，切成約 0.5cm 寬的細長條狀。

2
將韓式魚板條放入滾水中汆燙 30 秒，瀝乾水分後用冷水輕輕沖洗。
☞ 這樣能降低韓式魚板裡的鈉含量和油脂含量。

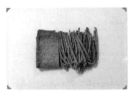

3
將洋蔥洗淨、去皮，切成長條狀；蔥和青陽辣椒洗淨後斜切。

4
將所有調味料食材放入小碗中攪拌均勻。

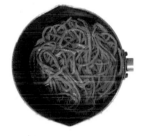

5
將葡萄籽油倒入平底鍋，放入蒜泥、洋蔥、蔥和青陽辣椒，以中火拌炒，炒到洋蔥變得透明。

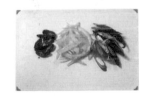

6
放入韓式魚板和已洗淨的綠豆芽炒 1 分鐘，再放入調味料炒 1 分鐘後即完成。

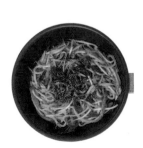

06 越南海鮮蛋煎餅

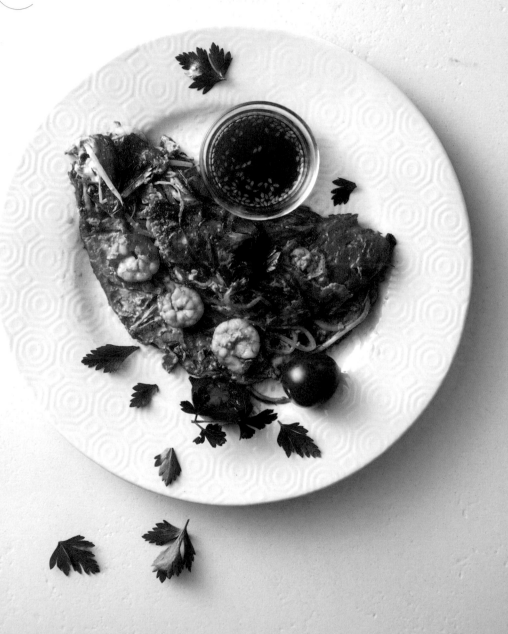

15 min

越南煎餅（Bánh Xèo）是在米製成的餅皮上放入大量蔬菜、肉類和海鮮。有點像蛋餅又有點像海鮮蔥餅，但越南煎餅越南使用的麵糊較稀，而且蔬菜含量更高，特別適合在控制飲食時享用。請試著挑戰看看，盡情享受去越南旅遊的感覺吧！

Ingredients

珠蔥 1 枝
太白粉 50g
咖哩粉 1/2 大匙
雞蛋 1 顆
水 50g
葡萄籽油 適量
蝦仁 6~7 隻
綠豆芽 60g
鹽 少許

調味料

辣醬 1/2 大匙
水 1 大匙
檸檬汁 1 大匙
鮪魚魚露 1/2 大匙
甜菊糖 1/2 大匙
白芝麻 少許

How to cook

1
珠蔥洗淨後切成蔥末。將太白粉、咖哩粉、珠蔥蔥末、雞蛋、水裝入大碗中攪拌均勻，製成麵糊。
☞ 跟韓式煎餅比起來，越南煎餅的麵糊會呈現比較稀的狀態。

2
將所有調味料食材放入小碗中攪拌均勻。

3
將葡萄籽油倒入平底鍋，放入已去腸泥並清洗過的蝦仁、已洗淨的綠豆芽以及少許的鹽，以中火翻炒，持續炒 1 分鐘，直到蝦仁略熟，再移至平底鍋的一側。

4
在平底鍋中倒入一層薄薄的蛋液，以中火煎至酥脆。

5
蛋液的一面熟了之後，往綠豆芽和蝦仁的那一側摺起，摺成半月形，再以小火多煎 2 分鐘。

6
裝盤後淋上醬料，即可享用。

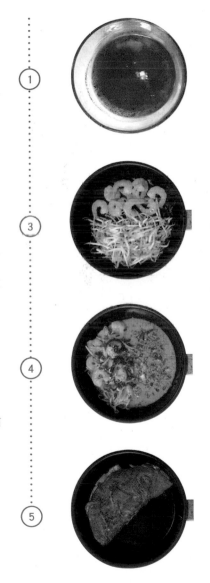

① ③ ④ ⑤

07 普羅旺斯雜燴千層麵

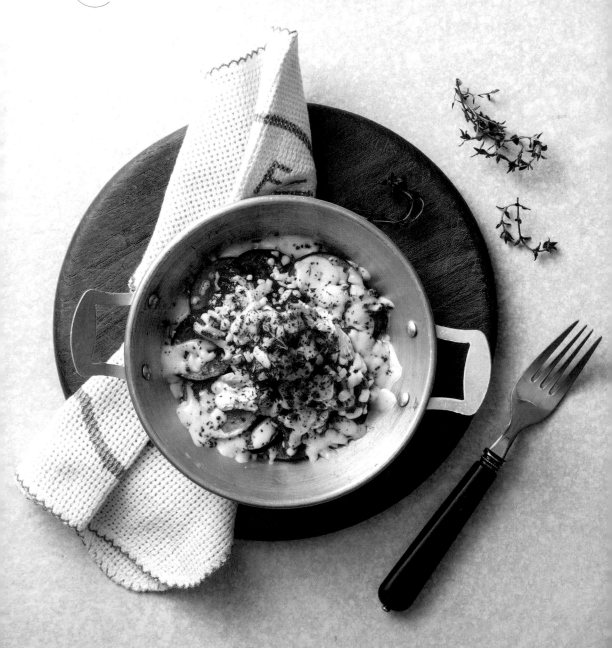

普羅旺斯雜燴是法國最具代表性的家常菜，千層麵則是義大利經典家常菜，這兩道菜有一個共通點，那就是基底都是番茄醬。DANO 結合了這兩道歐洲經典菜色，特製成更適合亞洲人口味的速瘦料理，保證好吃又不發胖。

Ingredients

櫛瓜 80g
茄子 60g
煙燻雞胸肉 100g
橄欖油 適量
番茄醬（見 P34）
4 大匙
莫札瑞拉起司 30g
胡椒 少許
巴西里香料粉‧少許

How to cook

1
將櫛瓜和茄子洗淨後，切成寬 0.7cm 的圓形厚片；雞胸肉洗淨後汆燙，用手撕成細條狀。

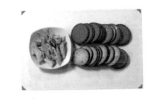

2
將橄欖油倒入平底鍋，以中火將櫛瓜和茄子兩面煎至焦黃。

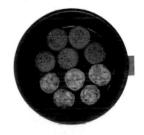

3
將雞胸肉裝入耐熱容器內，周圍輪流放上煎好的櫛瓜和茄子，排成圓環狀。

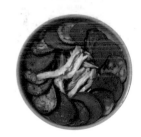

4
鋪上番茄醬、撒上莫札瑞拉起司後，放進微波爐加熱 3 分鐘，直到起司融化。

5
撒上胡椒和巴西里香料粉，並淋上一點橄欖油後即可享用。

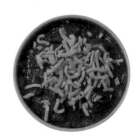

DANO's TIP

普羅旺斯雜燴就像台灣的炒飯一樣，想加什麼配料都沒問題，所以可以根據冰箱庫存的蔬菜調整食材。在需要清冰箱的那天，一定要試試看喔！

08 馬鈴薯燕麥麵疙瘩

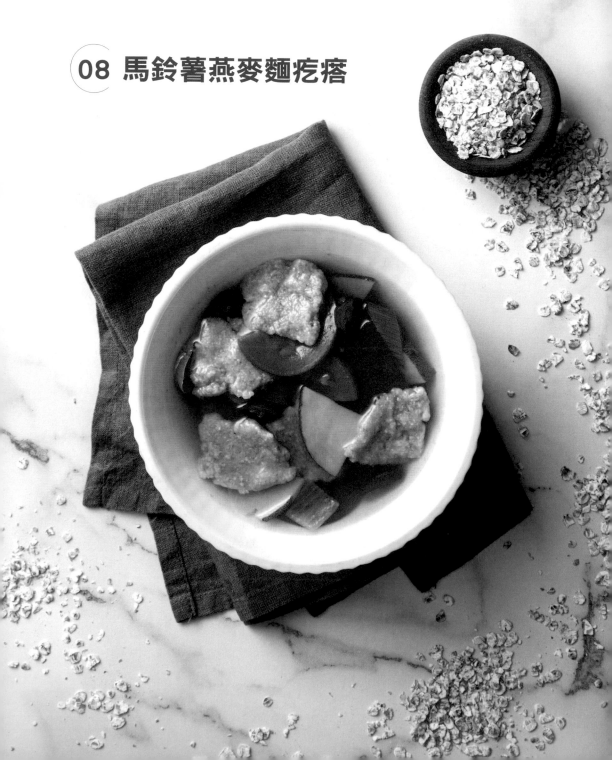

20 min

麵疙瘩的趣味在於每個人做出來的形狀、厚度、大小都會不太一樣。如果吃的是麵粉製成的麵疙瘩，就會擔心吃進過多碳水化合物，那如果是燕麥製成的麵疙瘩呢？加入少量的太白粉，就能完全重現麵疙瘩彈牙的口感，吃起來有飽足感又無負擔！

Ingredients

馬鈴薯 20g
紅蘿蔔 20g
洋蔥 20g
櫛瓜 20g
蔥 5cm
蔬菜高湯（見 P36）360g
蒜泥 1/2 大匙
鮪魚魚露 1 大匙
青陽辣椒 1/2 條（可用青辣椒替代，也可省略）

麵團

燕麥粉 20g（將燕麥片放入食物攪拌機磨碎）
太白粉 20g
鹽 少許
熱水 25g

DANO's TIP

麵疙瘩的麵團放在冰箱裡冷藏可保存 3～4 天，因此可以多做一點分次使用。如果放入冷凍庫，就能保存長達一個月。建議放入冰箱前先捏成薄片，方便保存與取用。

How to cook

1
將燕麥粉、太白粉、鹽放入大碗中攪拌均勻，分次加入熱水並持續攪拌。

☛ 當麵團達到不會沾黏粉末或水分的微乾燥程度，就是最適當的狀態。

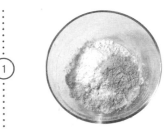

2
將麵團放入塑膠袋內，儘可能用手壓平，並反覆揉至麵團混合後，放進冰箱冷藏 15 分鐘左右。

3
將馬鈴薯、紅蘿蔔和洋蔥洗淨、去皮，櫛瓜和蔥洗淨後，全部皆切成適合入口的大小的薄片。

☛ 馬鈴薯要儘量切薄，才能縮短調理時間。

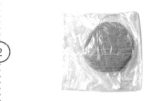

4
將蔬菜高湯、**步驟 3** 切好的蔬菜、蒜泥以及魚露放進鍋中，蓋上鍋蓋，以中火燉煮，直到馬鈴薯熟透。

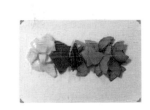

5
取出冰箱裡的麵團，用手撕成適合入口大小的薄片放入鍋中，繼續多煮 2-3 分鐘，直到麵疙瘩全熟為止。這個階段，可依照個人喜好放入青陽辣椒片。

☛ 熟成的麵團若太乾燥，手上可先沾點水會比較好撕。

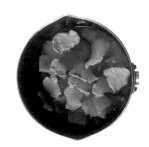

09 韓式雜菜雞肉螺旋麵

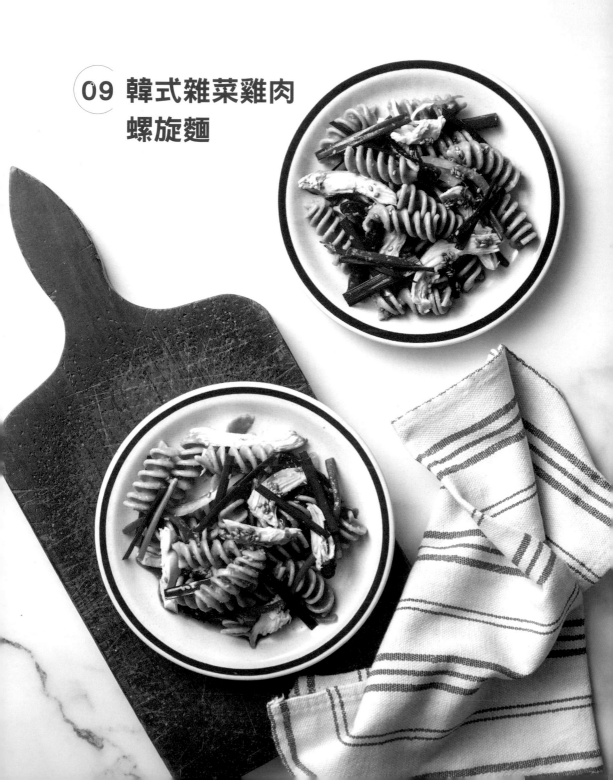

10 min

在義大利短麵中，最受歡迎的就是螺旋麵！由於容易吸收調味料、能夠快速調理，所以特別推薦給料理新手使用。韓式炒雜菜的傳統作法是使用冬粉，這裡用全麥螺旋麵替代，就有高級義大利麵的感覺。這道料理可以冷藏保存，冰冰的也很好吃。

Ingredients

鹽 1/2 大匙
全麥螺旋麵 50g
紅蘿蔔 20g
洋蔥 20g
甜椒 20g
韭菜 20g
煙燻雞胸肉 50g
葡萄籽油 適量
蒜泥 1/2 大匙

調味料

芝麻油 1 大匙
料理糖漿（可用果糖或蜂蜜替代）1/2 大匙
水 1 大匙
醬油 1 大匙
白芝麻 1/2 大匙

How to cook

1
在水中加一點鹽，煮沸後，放入螺旋麵煮 9 分鐘。

2
將紅蘿蔔和洋蔥洗淨、去皮；甜椒洗淨，去蒂及籽；韭菜洗淨以後，切除根部粗纖維的部分，四種蔬菜皆切成長條狀。雞肉洗淨後汆燙放涼，用手撕成細條狀。

3
將所有調味料食材放入小碗中攪拌均勻。

4
將充分的葡萄籽油倒入平底鍋，放入紅蘿蔔、洋蔥、蒜泥後，持續以中火翻炒。

5
放入雞胸肉和甜椒炒 1 分鐘，最後放入韭菜並關火。

6
最後，倒入煮熟的螺旋麵，跟蔬菜和調味料一起攪拌均勻後即完成。

②
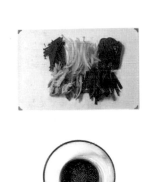

③
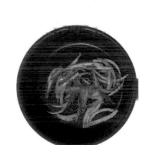

④
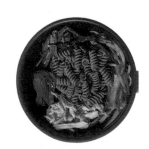

⑥

⑩ 雞胸肉橡實年糕湯

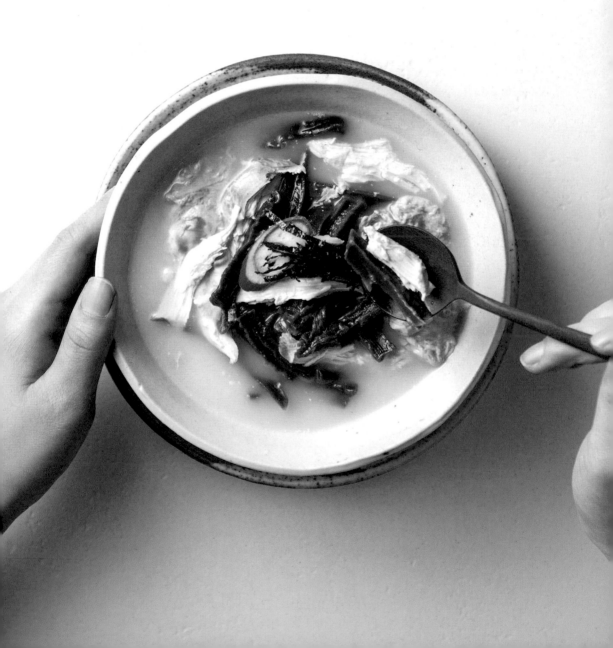

15 min DANO 推薦

韓國新年有喝年糕湯的習俗，但是年糕的成分是糯米粉和在來米粉，而且容易吸收醬汁，簡而言之就是高熱量的禁忌食物。DANO 教你用韓國特有的橡實凍乾（見 P141 註 1）取代年糕，就能開開心心喝一碗年糕湯囉！

Ingredients

橡實凍乾（見 P141 註 1）
50g
蔥 10cm
雞胸肉 50g
葡萄籽油 適量
蒜泥 1/2 大匙
牛骨高湯 1 包（200g）
鮪魚魚露 1 大匙
雞蛋 1 顆
海苔絲 少許（可省略）

How to cook

1
將橡實凍乾放入滾水中煮 5 分鐘後，瀝乾水分備用。

2
將蔥洗淨後斜切，雞胸肉洗淨後汆燙放涼，用手撕成細條狀。

3
將葡萄籽油倒入鍋中，放入蒜泥以中火稍微翻炒。

4
在鍋中放入牛骨高湯、雞胸肉和處理好的橡實凍乾，以中火煮 5 分鐘。加入魚露調味、打入雞蛋後，繼續煮 1 分鐘。

5
關火後，將湯盛入碗中，放上海苔絲和蔥即可享用。

①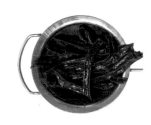

②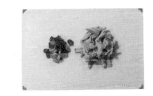

③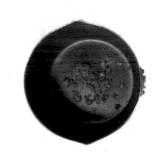

④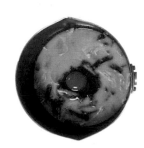

DANO's TIP

· 打入雞蛋後要稍微等一下再攪拌，若立刻攪拌的話，湯會變得混濁。

· 牛骨高湯可在韓國商店或全聯等超市購得，請選擇無調味過的牛骨高湯，如果使用已調味的牛骨高湯，可不加魚露。

11 港式櫛瓜蝦多士

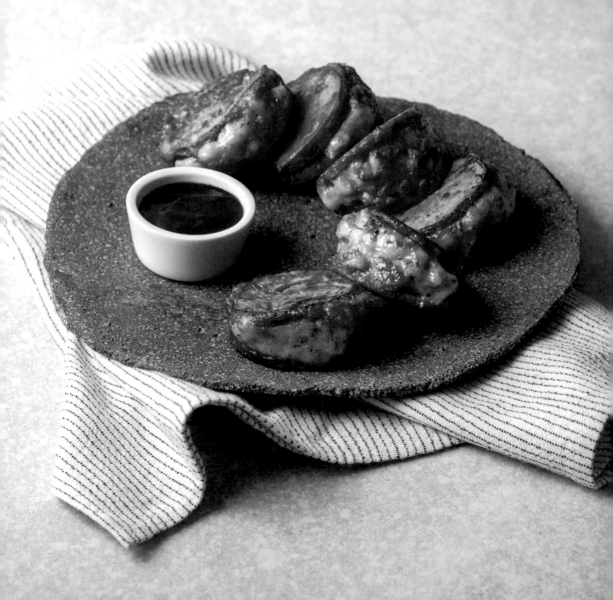

15 min

蝦多士是香港茶餐廳的常見點心，在酥脆麵包中間加上蝦仁後油炸。那麼減脂版的蝦多士該如何製作呢？這道 DANO 特製的蝦多士，把麵包換成櫛瓜、用煎的代替油炸，不只口味清爽，味道也是一絕。每吃一口，都可以吃到滿滿的鮮味。

Ingredients

蝦仁 100g
蒜泥 1/2 大匙
太白粉 1 大匙
鹽 少許
胡椒 少許
櫛瓜 1/2 條
雞蛋 1 顆
葡萄籽油 適量

How to cook

1
將蝦仁去腸泥、以流動的水洗淨後，放在廚房紙巾上吸取水分後，用刀子的寬面稍微壓扁蝦仁後剁碎。

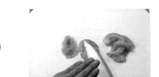

2
將蝦仁泥、蒜泥、太白粉、鹽和胡椒放入碗中攪拌均勻。

3
將櫛瓜洗淨後切成 1cm 的圓形厚片，從側面往內切入三分之二的深度，製造出能放入蝦仁的開口。

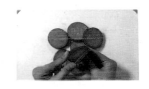

4
把櫛瓜的開口用手稍微撐開，填入**步驟 2** 調味好的蝦仁泥餡料。

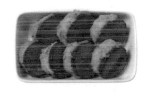

5
把填滿蝦仁泥的櫛瓜放在寬盤上，放進微波爐加熱 2 分鐘，加熱後取出放涼。
☞ 先加熱蝦仁，就能縮料理時間，也能少吸收一點油脂。

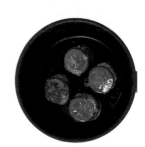

6
打入一顆雞蛋至碗內製成蛋液，接著讓放涼的櫛瓜蝦均勻沾上蛋液。

DANO's TIP

蝦多士完成後建議放涼一點再吃，這樣形狀會比較固定，吃起來也更美味喔！

7
將葡萄籽油倒入平底鍋，放入沾了蛋液的櫛瓜，以中火將兩面煎至金黃後即完成。

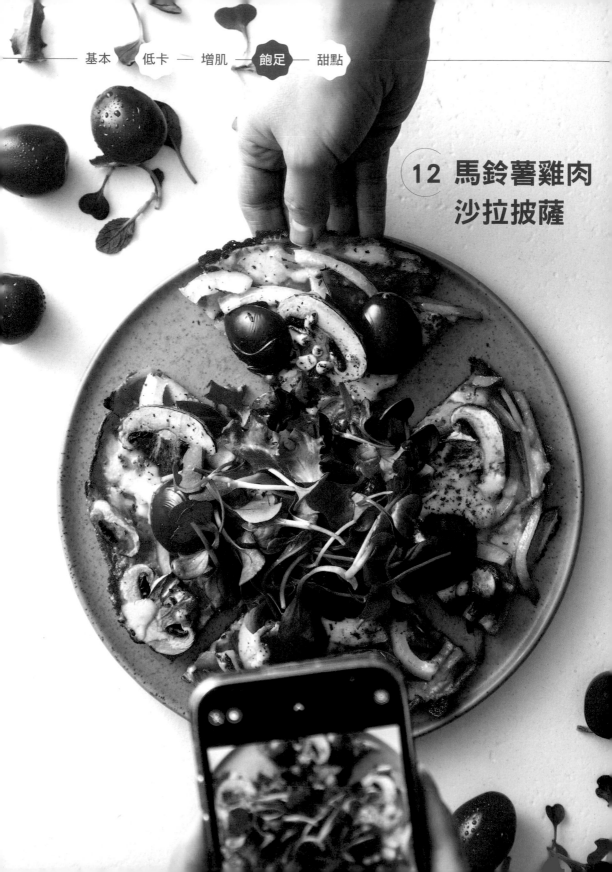

12 馬鈴薯雞肉沙拉披薩

20 min

披薩和炸雞可說是許多人的宵夜首選，但兩種都屬於容易變胖的食物。DANO 將披薩的餅皮換成了馬鈴薯和雞蛋，美味不減，卻變得健康又低熱量！以後想吃披薩的時候，不要點開外送平台，翻開這頁的食譜吧！我們說好了喔！

Ingredients

馬鈴薯 70g
洋蔥 30g
小番茄 5 顆
洋菇 1 朵
雞胸肉 30g
蔬菜嫩葉（任何適合生吃的蔬菜皆可）1 把
雞蛋 1 顆
葡萄籽油 適量
鹽 少許
莫札瑞拉起司 50g
巴西里香料粉 少許
胡椒 少許

How to cook

1
將馬鈴薯和洋蔥洗淨、去皮，馬鈴薯切成長條狀，洋蔥切片；小番茄洗淨後，對半切開；洋菇稍微沖洗後切片；雞胸肉洗淨後汆燙，用手撕成細條狀。

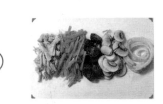

2
將蔬菜嫩葉用流動的水洗淨後，瀝乾水分備用。

3
打入雞蛋至小碗中，製成蛋液。

4
將充分的葡萄籽油倒入平底鍋，放入馬鈴薯和 1 小撮鹽，以中火翻炒。

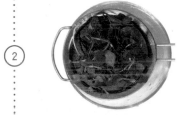

5
當馬鈴薯變得透明後即可轉小火，讓馬鈴薯鋪滿鍋底後倒入蛋液。

6
放入雞胸肉、洋菇、洋蔥和小番茄，最後撒上莫札瑞拉起司和巴西里香料粉。

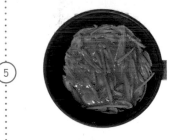

7
蓋上鍋蓋後以小火加熱 5 分鐘，直到起司融化。

8
裝盤後放上滿滿的蔬菜嫩葉，再稍微撒點胡椒後即可享用。

13 松露洋菇豆奶濃湯

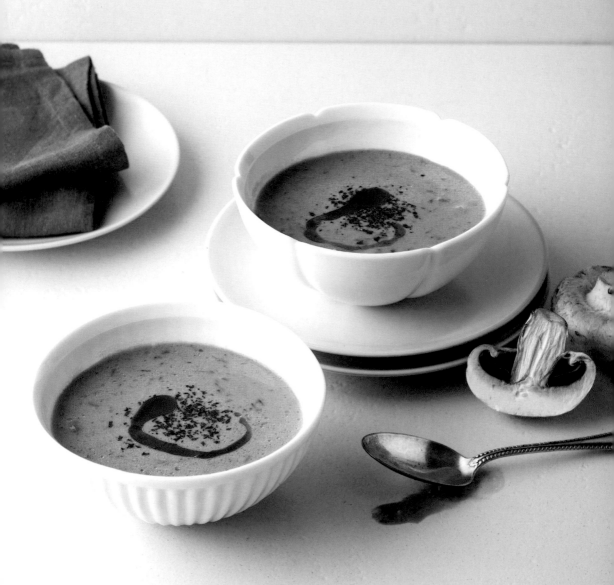

15 min

素食

這道洋菇濃湯的基底只有豆奶，不像市售的洋菇濃湯裡添加了鮮奶油、奶油和麵糊，口味非常清爽。我選擇用豆奶做出鮮奶油的濃濃奶香，用馬鈴薯做出奶油的黏稠感，最後再放入松露油，層次感就會非常豐富。

Ingredients

洋蔥 40g
馬鈴薯 30g
洋菇 3 朵
橄欖油 4 大匙
鹽 少許
無糖豆奶 190g
松露油 少許
胡椒 少許

How to cook

1
將洋蔥和馬鈴薯洗淨、去皮，剁碎；
洋菇稍微沖洗過後剁碎。

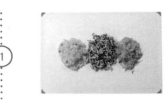

2
將橄欖油倒入鍋內，放入洋蔥，以
小火慢慢翻炒，直到洋蔥呈現金黃
色。
☞ 要倒入比平常更多的油，洋蔥才不
會黏在平底鍋上。

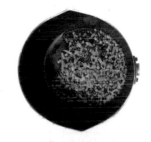

3
轉成中火，放入洋菇、馬鈴薯和鹽，
繼續拌炒 3 分鐘。
☞ 這時就算呈現黏稠的狀態，也沒有
關係。

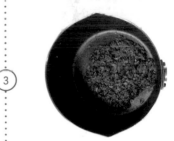

4
倒入豆奶後，轉小火繼續加熱 5 分
鐘，持續攪拌以免黏鍋。

5
關火後用鹽調味，裝盤後淋上松露
油並撒上胡椒，即可享用。

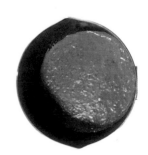

DANO's TIP

如果希望喝濃湯時不用
咀嚼，就將步驟 **3** 炒過
的食材放入食物攪拌機
磨碎後再煮。

14 泰式涼拌青木瓜沙拉

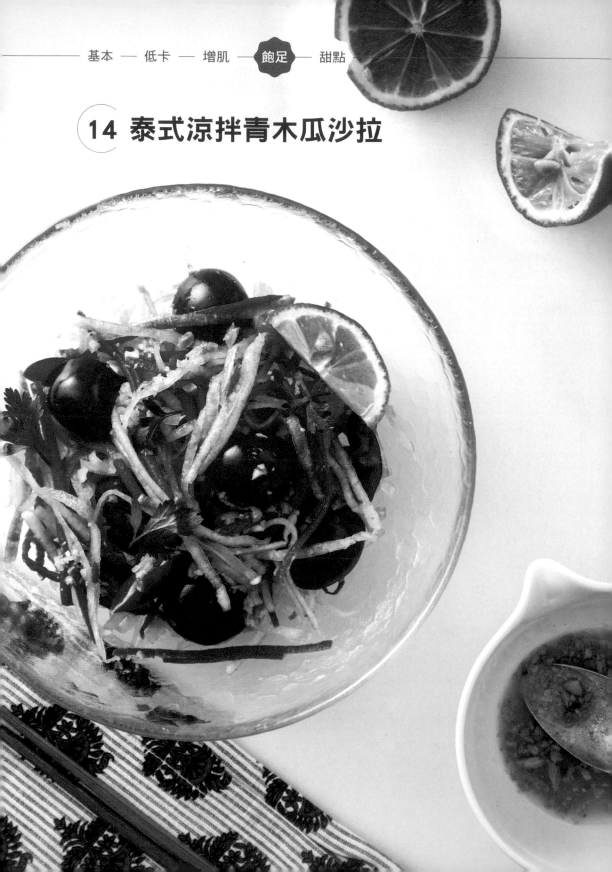

青木瓜沙拉「Som Tam」是一道經典泰式料理，口味酸辣，又帶有食材的清甜，豐富的配料讓這道菜具備了酸、鹹、辣等多層次風味。DANO 將青木瓜改為口感和味道都很接近的白蘿蔔，很適合作為配菜，也能提供均衡的營養。

Ingredients

小番茄 5 顆
青陽辣椒 1 條（可用青辣椒替代，也可省略）
白蘿蔔 100g
紅蘿蔔 20g
花生粉 少許（可省略）

調味料

蒜泥 1/2 大匙
檸檬汁 2 大匙
鯷魚魚露 1 大匙
甜菊糖 1 大匙

How to cook

1

將小番茄、辣椒、白蘿蔔和紅蘿蔔洗淨後，小番茄對半切開，青陽辣椒斜切，白蘿蔔和紅蘿蔔切絲。

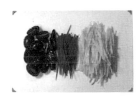

2

將所有調味料食材放入大碗中攪拌均勻。

3

將處理好的蔬菜放進大碗中，和調味料一起攪拌均勻。

👉 這時如果能擠出一點小番茄的番茄汁，吃起來會更美味。

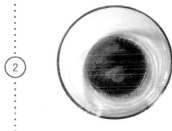

4

裝盤後，撒上一點花生粉，即完成。

👉 可以馬上吃，也可以等 10 分鐘後再吃，這樣蘿蔔會更入味、更鮮甜。

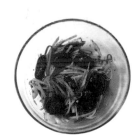

DANO's TIP

如果想要更有飽足感，可以搭配蒟蒻麵、豆腐麵一起吃，並放入兩倍的調味料。

15 白芝麻雞肉燉飯

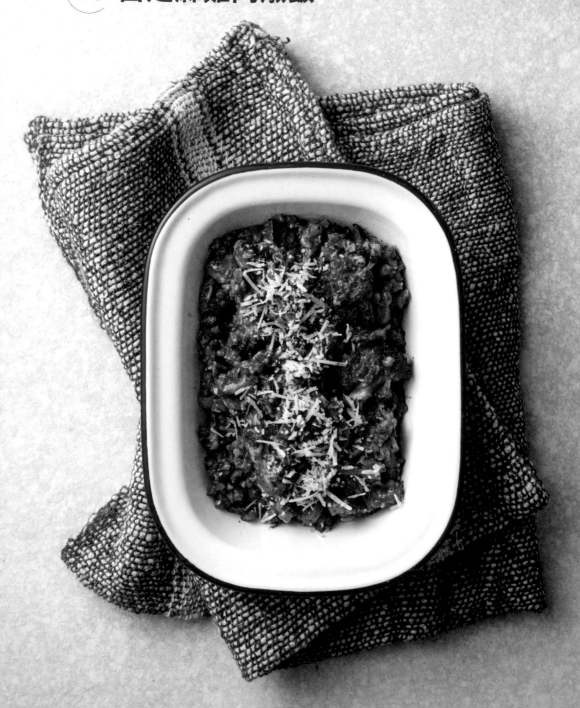

15 min

燉飯的傳統作法是長時間燉煮生米，但忙碌的上班族的時間非常寶貴，建議可以改用微波即食白飯或花椰菜米。放入白芝麻後，能去除白醬的油膩感，卻仍舊能吃到濃郁的味道。難道還有比這更幸福的減肥餐嗎？

Ingredients

雞胸肉 30g
青花菜 30g
洋菇 1 朵
洋蔥 30g
紅蘿蔔 10g
橄欖油 2 大匙
蒜泥 1/2 大匙
花椰菜米（見 P38）
100g（可替換成糙米）
鹽 少許
巴西里香料粉 少許

調味料

無糖豆奶 100g
白芝麻粉 1 大匙
韓式辣椒粉 1/2 大匙
帕馬森起司 1 大匙

How to cook

1
將雞胸肉洗淨後汆燙，用手撕成細條狀；青花菜、洋菇和洋蔥洗淨後，切成適合入口的大小；紅蘿蔔洗淨後，去皮、切成末。

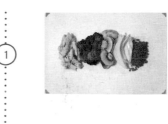

2
將所有調味料食材放入大碗中攪拌均勻。

3
將橄欖油倒入平底鍋，放入洋蔥和蒜泥，以中火翻炒。

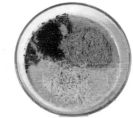

4
待洋蔥變得透明後，放入雞胸肉、青花菜、洋菇和紅蘿蔔後持續翻炒，直到食材全都熟透。

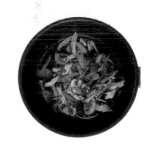

5
放入調味料和花椰菜米後，以小火邊攪拌邊加熱，直到醬汁變得濃稠。

6
關火後用鹽調味，裝盤後撒上巴西里香料粉即可享用。

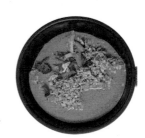

16 辣炒地瓜雞

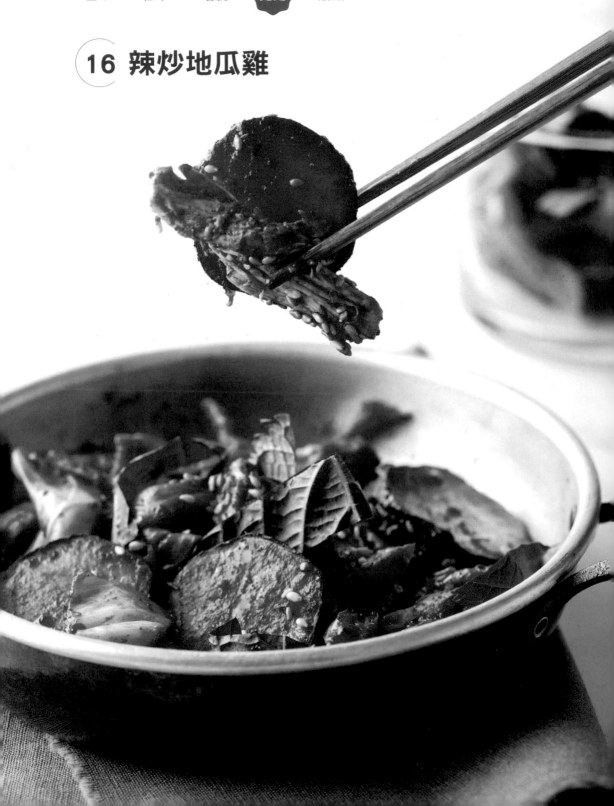

15 min

春川辣炒雞是韓國餐廳的熱門菜色，甜辣有味吃起來非常過癮，但售價不便宜，其實這道菜的作法非常簡單，還能加進許多自己喜歡的食材。這道菜裡有菜、有肉，還有地瓜這項優質碳水化合物，不僅飽足感高，也讓你攝取到全方位的營養。

Ingredients

雞胸肉 100g
紅蘿蔔 20g
青陽辣椒（可用青辣椒替代）1 條
洋蔥 40g
紫蘇葉 5 片
高麗菜 50g
地瓜 40g
葡萄籽油 適量
白芝麻 少許

調味料

蒜泥 1/2 大匙
芝麻油 1 大匙
醬油 1 大匙
韓式辣椒粉 1 大匙
甜菊糖 1 大匙
胡椒 少許

DANO's TIP

建議地瓜不要去皮，因為地瓜皮含有豐富的營養素，像是維他命 C 和礦物質等等，整顆食用可以得到更完整的營養素，也能保持地瓜可愛的完整外型。

How to cook

1
將所有調味料食材放入小碗中攪拌均勻。

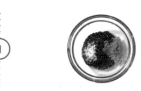

2
雞胸肉洗淨後汆燙至熟，用手撕成細條狀，將紅蘿蔔、青陽辣椒、洋蔥、紫蘇葉和高麗菜洗淨，紅蘿蔔和洋蔥去皮，皆切成適合入口的相同大小。

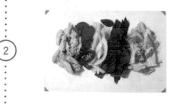

3
地瓜洗淨後切成圓片，放進碗中並灑一點水，放進微波爐加熱 2 分鐘。
👉 如果事先煮熟，就能大幅縮短料理時間。

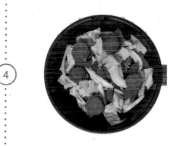

4
將充分的葡萄籽油倒入平底鍋，放入煮熟的地瓜、紅蘿蔔、青陽辣椒、洋蔥和高麗菜，以中火拌炒 1 分鐘。

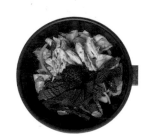

5
放入雞胸肉、紫蘇葉和調味料後，持續翻炒直到醬汁收乾。裝盤後，撒上白芝麻即完成。

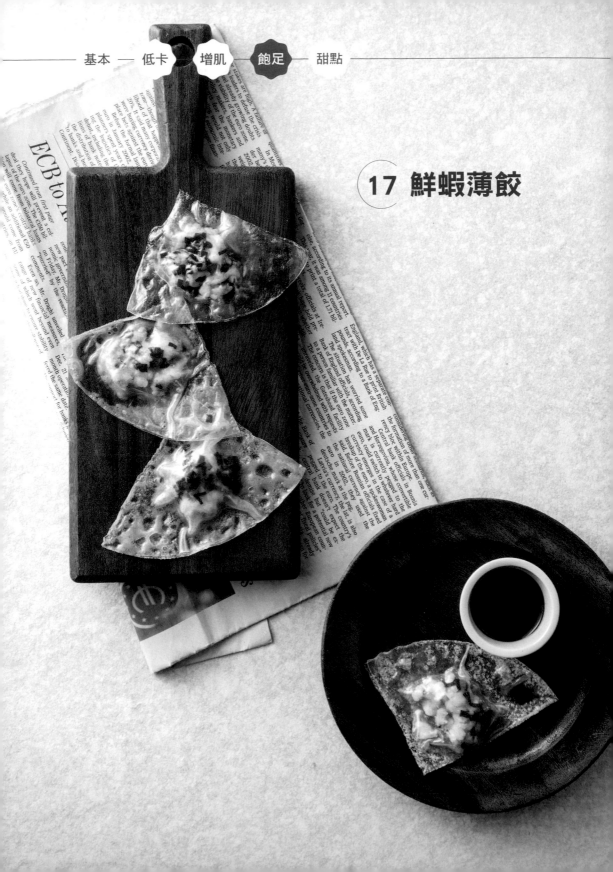

17 鮮蝦薄餃

15 min

喜歡吃餃子又怕胖的人看過來，這絕對是你看過最有創意的餃子！這不是蛋餃，也不是被壓扁的水餃，而是韓國人特意包成扁平狀的薄餃子。把餃子皮換成米紙（註），降低了熱量攝取，卻保留了原有彈牙口感。如果把蝦仁剁碎，咀嚼時的口感會更好。

Ingredients

蝦仁 60g
韭菜 10g
葡萄籽油 適量
蒜泥 1/2 大匙
鹽 少許
胡椒 少許
米紙（註）3 張
巴薩米克醋 少許

註：米紙是一種圓形薄餅皮，成分是米，可在超市、越南食品店或網路店家購得。越南經典美食「生春捲」即是使用米紙來包裹餡料。

DANO's TIP

可依照個人喜好在餃子內餡裡加入煎蛋或起司，自由變化出各種口味的餃子。

How to cook

1
將蝦仁去腸泥、以流動的水洗淨，放在廚房紙巾上吸取水分後切碎；韭菜切除根部粗纖維、洗淨後切碎。

2
將葡萄籽油倒入平底鍋，放入蝦仁末、韭菜末、蒜泥、鹽、胡椒攪拌均勻後翻炒。

3
米紙切半，泡熱水 10 秒再取出。

4
裁好的米紙放在寬盤上，將 1 大匙炒過的餡料放在一側的米紙上後，再蓋上另一側的米紙，把四周捏合起來，摺成扇形。
☛ 四個角都要仔細捏合起來。

5
再次將葡萄籽油倒入平底鍋，放入餃子，以中火稍微將餃子兩面煎熟。
☛ 因為裡面蝦仁餡料已經熟了，所以只要煎到米紙微焦就行了！

6
裝盤後，可沾巴薩米克醋一起享用。

①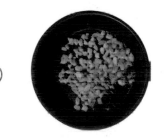

②

④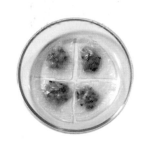

⑤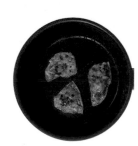

18 高蛋白香菇牛肉蓋飯

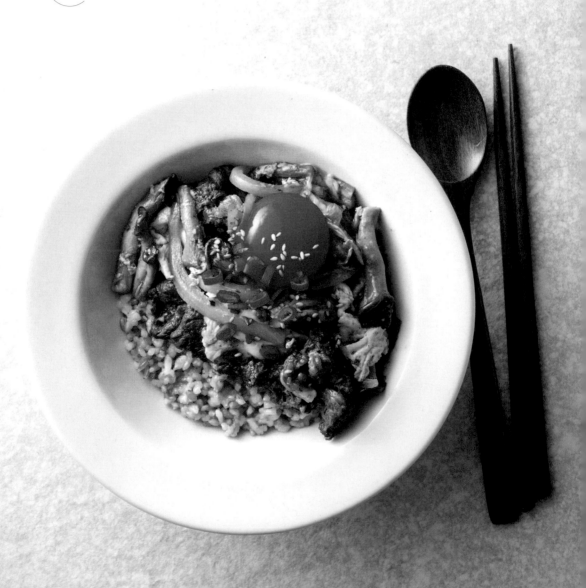

15 min

有了這道牛肉蓋飯，就可以把家裡的即時料理包都丟掉了，因為作法超級簡單，只要把調味料、牛肉和蔬菜拌好之後，放在白飯上面即完成！這道高蛋白料理使用油花少的牛里肌肉，即使是在控制飲食期間也能放心享用。

Ingredients

牛里肌肉片 70g
料理米酒 1 大匙
胡椒 少許
洋蔥 40g
蔥 10cm
秀珍菇 50g
雞蛋 1 顆
葡萄籽油 適量
糙米飯（已煮好）150g
白芝麻 少許（可省略）

調味料

蒜泥 1/2 大匙
芝麻油 1 大匙
蠔油 1/2 大匙
料理糖漿（可用果糖或蜂蜜替代）1/2 大匙
醬油 1/2 大匙

How to cook

1
將牛肉片切成適合入口的大小後放入碗中，再放入料理米酒和胡椒，就能在準備其他食材的時候一邊醃製牛肉。

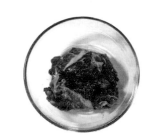

2
將洋蔥和蔥洗淨後斜切，秀珍菇稍微洗淨後用手撕成兩三片。

3
將雞蛋的蛋黃和蛋白分離。將所有調味料食材放入小碗中攪拌均勻。

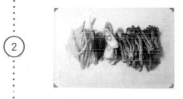

4
將葡萄籽油倒入平底鍋，放入洋蔥和蔥之後，以中火翻炒。

5
放入牛肉繼續炒，直到牛肉看不見血色後放入秀珍菇及調味料，持續拌炒 1 分鐘。

6
秀珍菇略熟後，繞圈淋上蛋白後快速攪拌，蛋白略熟後即可關火。

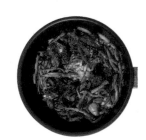

7
將糙米飯盛入大碗中，在米飯上放入炒過的食材，蛋黃放在中間，撒上白芝麻後即可享用。

19 紫蘇葉豬肉蓋飯

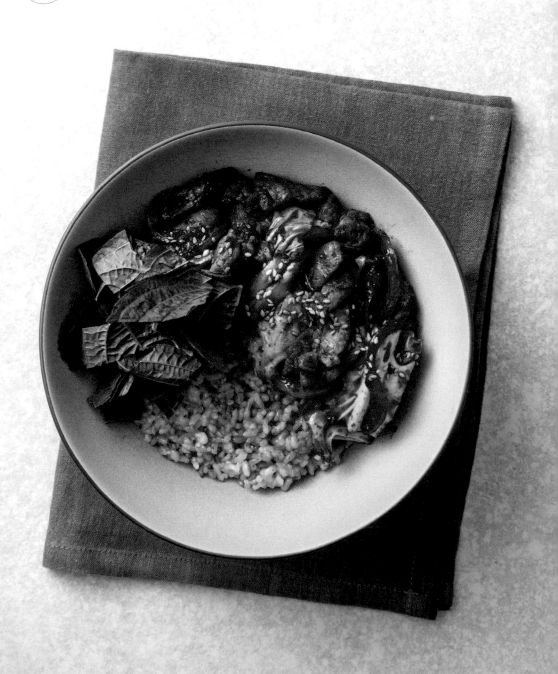

15 min

外面賣的豬肉蓋飯雖然美味，但所使用的調味料都太鹹、太甜了，對正在控制飲食的人來說，一不小心就會攝取過多的糖分和鈉。自己在家動手做，只要選擇油脂含量低的豬肉部位，並用辣椒粉取代辣椒醬，就能做出健康版的豬肉蓋飯。

Ingredients

豬後腿肉 80g
料理米酒 1 大匙
胡椒 少許
洋蔥 40g
青陽辣椒（可用青辣椒替代）1 條
高麗菜 30g
紫蘇葉 5 片
葡萄籽油 適量
蒜泥 1/2 大匙
糙米飯（已煮好）150g
白芝麻 少許

調味料

芝麻油 1 大匙
料理糖漿（可用果糖或蜂蜜替代）1 大匙
醬油 1 大匙
韓式辣椒粉 1 大匙
胡椒 少許

How to cook

1
將豬肉切成適合入口的大小後放入碗中，再放入料理米酒和胡椒醃製。

2
將洋蔥、青陽辣椒、高麗菜和紫蘇葉洗淨，洋蔥切絲、青陽辣椒斜切，高麗菜和紫蘇葉切成適合入口的大小，備用。

3
將所有調味料食材放入小碗中攪拌均勻。

4
將葡萄籽油倒入平底鍋，放入蒜泥和洋蔥，以中火翻炒後，放入豬肉，煎至豬肉表面轉為白色。

5
放入剩餘的蔬菜和調味料，用大火翻炒，炒至蔬菜熟透。

6
將糙米飯盛入大碗中，在米飯上放入炒豬肉和蔬菜，撒上白芝麻後即可享用。

①

②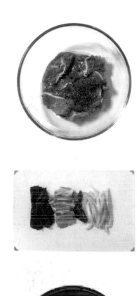

④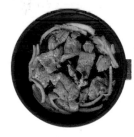

⑤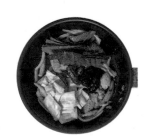

DANO's TIP

看看冰箱裡還剩什麼蔬菜，通通都可以放進來，蔬菜量越多越好！

20 牛肉壽喜燒

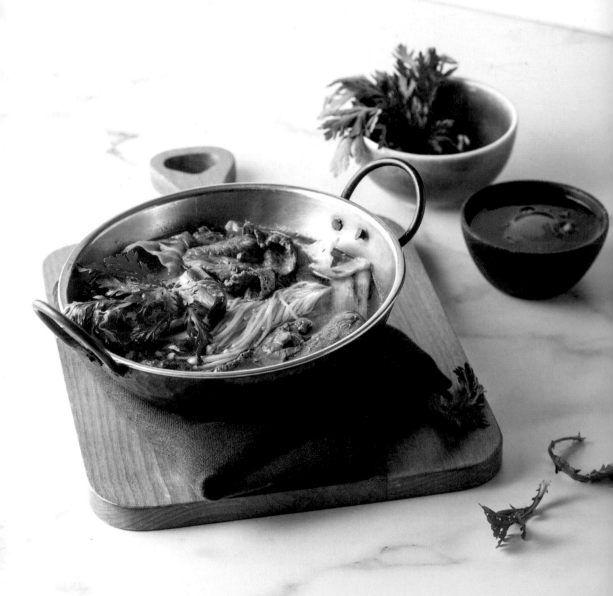

15 min

壽喜燒的作法和火鍋很像，只是湯頭更為濃稠。也許聽起來讓人有點無法置信，其實壽喜燒很適合當作減肥餐。因為可以吃到滿滿的肉和蔬菜，不過要注意不要煮得太鹹、太甜。下次在家和朋友聚餐的時候，就用壽喜燒來招待客人吧！

Ingredients

牛肉片 100g
料理米酒 1 大匙
蔥 25cm
金針菇 1 把
高麗菜 30g
茼蒿 1 把
雞蛋 1 顆
胡椒 少許

高湯

蔬菜高湯（見 P36）180g
料理糖漿（可用果糖或蜂蜜替代）1/2 大匙
醬油 1 大匙

How to cook

1
將牛肉片切成適合入口的大小後放入碗中，再放入料理米酒和胡椒醃製，備用。

2
將高湯食材放入大碗後攪拌均勻。

3
將蔥洗淨後切成 5cm 長的蔥段；金針菇、高麗菜和茼蒿洗淨後，切成適合入口的大小。

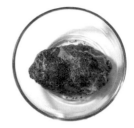

4
將蔥放在熱鍋上，以中火乾炒。
☛ 這時要乾炒，不要放油喔！

5
關火後，放入牛肉片、高麗菜、茼蒿和金針菇。

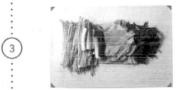

6
以中火拌炒，待牛肉片略熟後，轉小火倒入高湯，煮至濃稠。

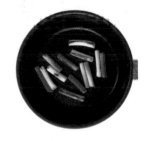

7
將雞蛋打在小碗裡，撒上胡椒後攪拌均勻，製成調味料，沾蔬菜和肉來吃。可以開鍋享用啦！

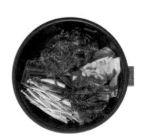

15 min

壽喜燒的作法和火鍋很像，只是湯頭更為濃稠。也許聽起來讓人有點無法置信，其實壽喜燒很適合當作減肥餐。因為可以吃到滿滿的肉和蔬菜，不過要注意不要煮得太鹹、太甜。下次在家和朋友聚餐的時候，就用壽喜燒來招待客人吧！

Ingredients

牛肉片 100g
料理米酒 1 大匙
蔥 25cm
金針菇 1 把
高麗菜 30g
茼蒿 1 把
雞蛋 1 顆
胡椒 少許

高湯

蔬菜高湯（見 P36）
180g
料理糖漿（可用果糖或蜂蜜替代）1/2 大匙
醬油 1 大匙

How to cook

1
將牛肉片切成適合入口的大小後放入碗中，再放入料理米酒和胡椒醃製，備用。

2
將高湯食材放入大碗後攪拌均勻。

3
將蔥洗淨後切成 5cm 長的蔥段；金針菇、高麗菜和茼蒿洗淨後，切成適合入口的大小。

4
將蔥放在熱鍋上，以中火乾炒。
☛ 這時要乾炒，不要放油喔！

5
關火後，放入牛肉片、高麗菜、茼蒿和金針菇。

6
以中火拌炒，待牛肉片略熟後，轉小火倒入高湯，煮至濃稠。

7
將雞蛋打在小碗裡，撒上胡椒後攪拌均勻，製成調味料，沾蔬菜和肉來吃。可以開鍋享用啦！

①
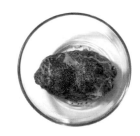

③
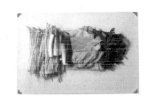

④
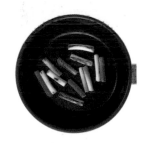

⑥
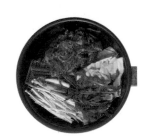

DANO 姐姐絕對不會吃的食物

「世界上好吃的食物這麼吸引人，到底要怎麼減肥？」

這是過去的我在減肥失敗時常常有的想法。只要出門，不免就會受到一路上的美食誘惑著，隨手點閱網路新聞就會看到炸雞廣告，讓我不知不覺中就開始打開外送 APP 開始訂餐。這種時候，最重要的是「建立自己對食物的偏好和標準」。請檢視平常的飲食習慣，找出自己「特別喜歡的食物」以及「雖然好吃但沒有一定要吃的食物」，並加以分類，就能避免吃進太多沒營養又徒增熱量的食物。

「一般節食減肥」和我所提倡的「突破慣性飲食法」之間的最大差異，就在於「突破慣性飲食法」是讓你更瞭解自己。一般的節食減肥是勉強自己不吃、壓抑食慾，但「突破慣性飲食法」是用健康的版本享受喜歡的食物，或是補充你身體缺乏的營養素。所以你需要將原本喜歡垃圾食物的胃口，積極改變成「健康的胃口」。從今天起，就對「沒必要吃的食物」保持警戒，並且與「讓自己變得幸福的食物」維繫良好的關係。

以下介紹給大家我自己本身對於食物的三種判斷標準，確保大家在實踐「突破慣性飲食法」時不會吃進太多 NG 食物。

① **「碳碳碳」食物**

這種食物就是指碳水化合物加碳水化合物、然後再加碳水化合物，最具代表性的就是「焦糖吐司」，在吐司上淋滿鮮奶油和焦糖醬，這種食物的碳水化合物含量非常高，不只容易發胖，營養也不均衡，缺乏多樣微量元素、蛋白質或膳食纖維，是最該保持警戒的食物種類。
在義式餐廳中，如果要點套餐，「沙拉＋義大利麵＋排餐」會比「義大利麵＋燉飯＋披薩」這樣的組合含有更多蛋白質和膳食纖維；另一方面，同樣都是義大利麵、披薩，也建議選擇含有多樣營養的食材，例如海鮮較多的義大麵或是有一大把芝麻葉的披薩等等。

「不怦然心動」的食物

②

如果你對所有的食物都會心動、都會想吃，那表示你對食物沒有什麼特別的喜好或是偏好。如果你是這樣的人，可以寫個飲食日記，簡單記錄一整天吃的東西和感受，這樣的飲食筆記將會幫助你開始瞭解自己的飲食喜好。

我自己也是透過飲食日記瞭解我的喜好，現在我知道我非常喜歡食物中同時帶有酥脆和柔軟的口感，所以我會在軟軟的希臘優格裡撒上脆脆的糙米麥片，在烤得酥脆的糙米吐司上放顆滑順的半熟蛋和抹上酪梨醬，這樣就能滿足我的欲望；因為欲望得到滿足，所以我不會暴飲暴食，也不會想吃點心。

相反地，那種滴下好幾滴肉汁的漢堡、炸薯條等許多人讚不絕口的食物，我連一次都沒有心動過，也不會產生「我好想吃」的念頭。最近在餐廳裡看著菜單的時候，我也會稍微停下來想想看：「我這個月內曾經想要吃這個食物、我曾經心動過嗎？還是只是當下突然嘴饞而已？」

「身體拒絕」的食物

③

不管食物再怎麼令人心動，如果會讓身體不舒服或是身體會排斥，就應該要停止攝取這類食物。但是，在寫飲食日記之前，我無法知道特定食物跟我身體的關係，也無法聽見身體的聲音。

因此，確實感知到身體的訊號是很重要的事：我吃了這食物後會不會過敏、會不會肚子痛或脹氣、會不會排便不順、會不會手腳冰冷、會不會心悸、會不會失眠、會不會浮腫。身體正持續大喊著：「這食物跟我不合！拜託你離它遠一點！」

需要補充糖分的
美味不發胖甜點

4

DESSERTS

01 地瓜布朗尼

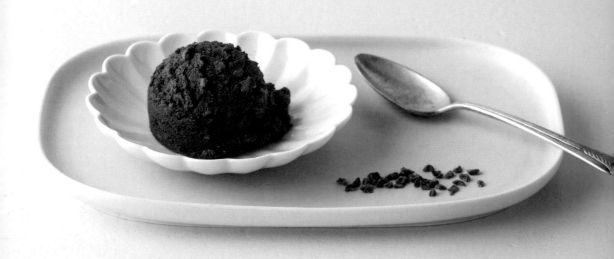

第一次嘗試烘焙的新手，都會發現一個驚人的事實——甜點需要的糖量遠比你所想像得還多！當麵包在烤箱烘烤時，砂糖能替麵包鎖住水分，萬一減少砂糖量，就會破壞外型和口感。因此 DANO 特地開發這一款不需要加砂糖，也不用加熱的布朗尼，但絲毫不影響美味！

Ingredients

蒸好的地瓜 100g
花生醬 1/2 大匙
巧克力碎粒 1 大匙
無糖可可粉 1 大匙
蜂蜜 少許

How to cook

1

將蒸好的地瓜放入碗中，用叉子壓成泥狀。

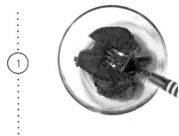

2

在碗中放入花生醬、巧克力碎粒、可可粉和蜂蜜後，全部攪拌均勻。

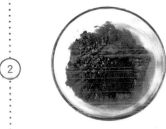

3

舀一匙地瓜泥放在盤子上，即可開心享用。

☞ 也可以冰在冰箱 20 分鐘，口感很像冰淇淋喔！

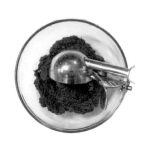

DANO's TIP

天然蜂蜜一旦經過加熱，蜂蜜中的維他命和礦物質等營養素就會遭到破壞。如果地瓜本身的甜度夠高，就可以不用加蜂蜜。

02 地瓜起司條

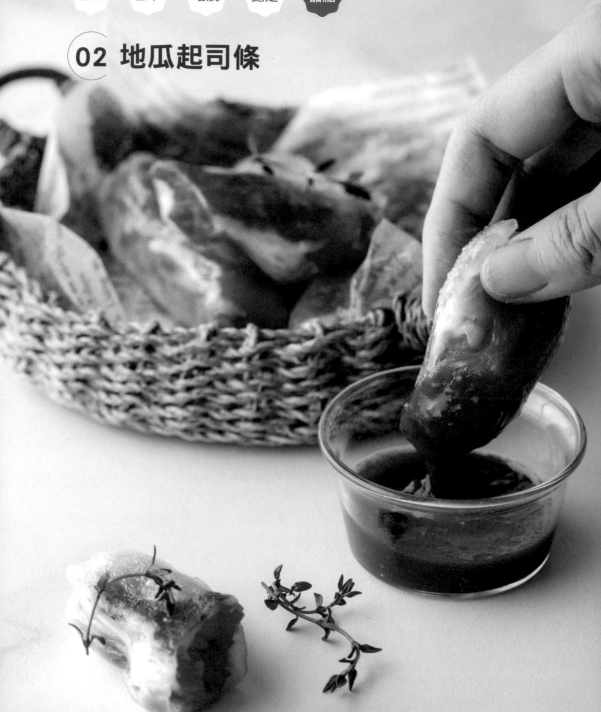

10 min

將地瓜和莫札瑞拉起司放在 Q 彈的米紙（見 P165）裡，當成點心來吃如何呢？光是聽起來就覺得又甜又有嚼勁，這樣的組合很難不好吃吧？我敢跟你保證，成品會比街頭裹著麵粉去油炸的起司條更健康也更好吃！

Ingredients

蒸過的地瓜 100g
甜菊糖 1/2 大匙
米紙 3 張
莫札瑞拉起司 20g
葡萄籽油 適量

How to cook

1
將蒸過的地瓜和甜菊糖放入碗中，用叉子壓成泥狀後攪拌均勻。

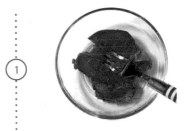
①

2
將米紙泡在熱水中 10 秒後取出，在米紙上依序放入地瓜泥和莫札瑞拉起司。

3
將米紙的兩邊折起，由上往下捲起來，製成起司條的形狀。

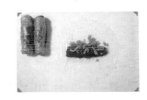
③

4
將葡萄籽油倒入平底鍋，以小火將起司條均勻煎至金黃，直到起司融化，起鍋後即可享用。

☛ 由於米紙容易吸油，煎完後可以用廚房紙巾包住，就能減少吃進去的油。

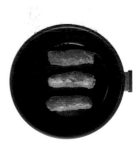
④

DANO's TIP

如果地瓜吃起來不夠甜，可另外添加甜菊糖；喜歡吃辣的的人，也可以配辣醬吃。

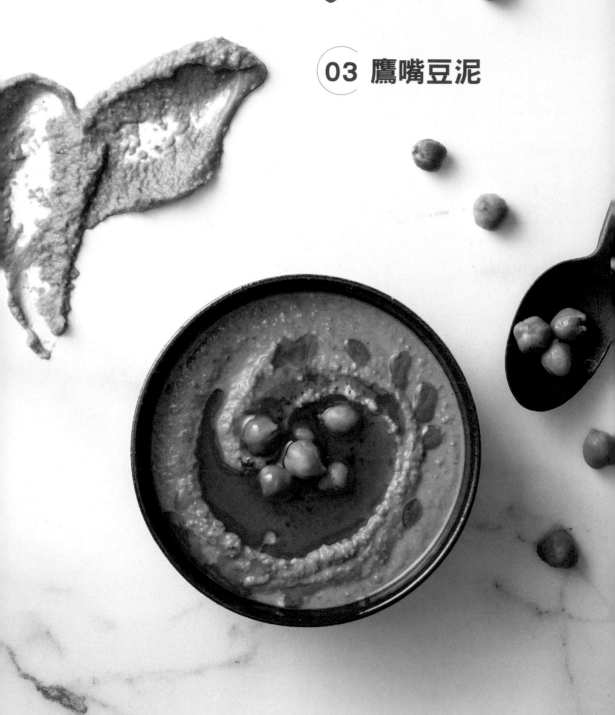

03 鷹嘴豆泥

鷹嘴豆是來自中東的食材，因為低脂肪、高蛋白、高膳食纖維，現在已成為健身界的明星食材。想吃甜食的時候，把鷹嘴豆攪碎成鷹嘴豆泥（Hummus），拿芹菜、紅蘿蔔等生菜沾來吃，不但可以解饞，也吃進了滿滿營養。

Ingredients

鷹嘴豆 240g（罐頭）

調味料

蒜泥 1/2 大匙
希臘優格 1 大匙
橄欖油 2 大匙
巴薩米克醋 2 大匙
水 90g
檸檬汁 3 大匙
白芝麻 2 大匙
鹽 少許

How to cook

1
鷹嘴豆過篩瀝乾後去皮。

2
將所有調味料食材放入小碗中攪拌均勻。

3
將鷹嘴豆和調味料全部放入食物攪拌機攪碎，即完成。

①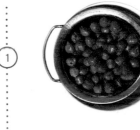

②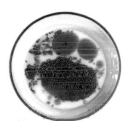

DANO's TIP

鷹嘴豆泥完成後請冷藏保存，建議在一週內食用完畢。放入冰箱保存時，請在表面倒一些橄欖油，避免直接接觸空氣，才能維持新鮮度及香味。

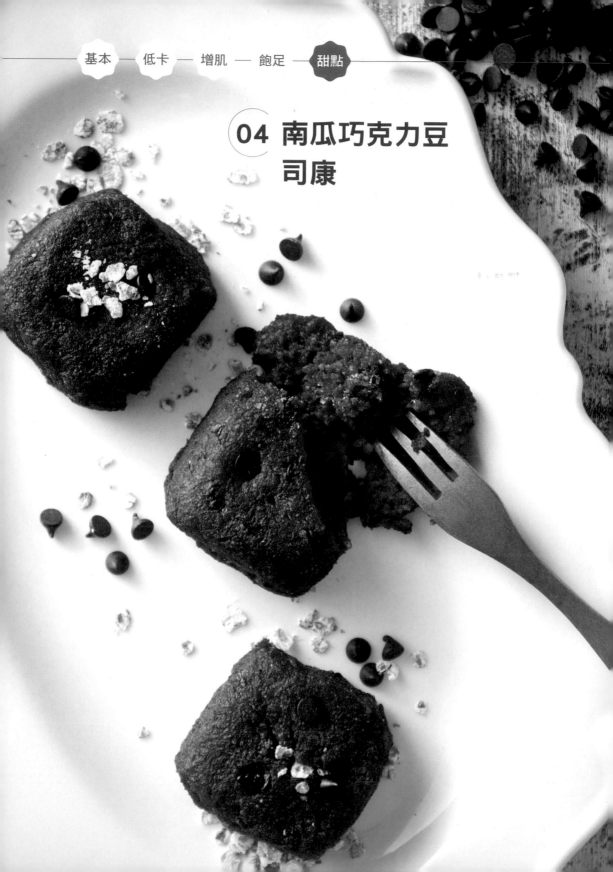

04 南瓜巧克力豆司康

5
min

3 塊直徑
5cm 的司康

素食

這款司康無糖、無奶油、無蛋、無麵粉，也不需要烤箱。用椰子油和杏仁粉來代替奶油，椰子油是優質的油脂，能增添濃郁的香味。只要把麵團放進微波爐加熱 2-3 分鐘就能完成，想吃麵包時，立刻來挑戰看看這款司康吧！

Ingredients

蒸過的南瓜 100g
燕麥粉 20g
杏仁粉 30g
黑巧克力豆 10g
椰子油 1 大匙
料理糖漿 1 大匙（可用果糖或蜂蜜替代，也可省略）

How to cook

1
將蒸過的南瓜放入碗中，用叉子壓成泥狀。
☞ 南瓜皮含有豐富的膳食纖維，如果皮不會太厚，建議可以保留。

2
放入剩餘的食材後，全部攪拌均勻。

3
用手剝出長寬 5cm 大小的正方形麵團，稍微塑型後，放入耐熱容器裡。

4
放進微波爐加熱 2 分鐘，取出放涼後即可享用。

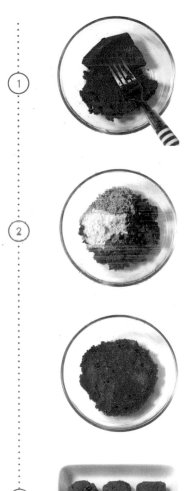

① ② ③

DANO's TIP

這款司康趁熱吃、放冷後再吃都很美味。趁熱吃，會吃到如麵包般蓬鬆柔軟的口感；完全冷卻後再吃，則像是在吃口感紮實的司康。

05 香蔥魔鬼蛋

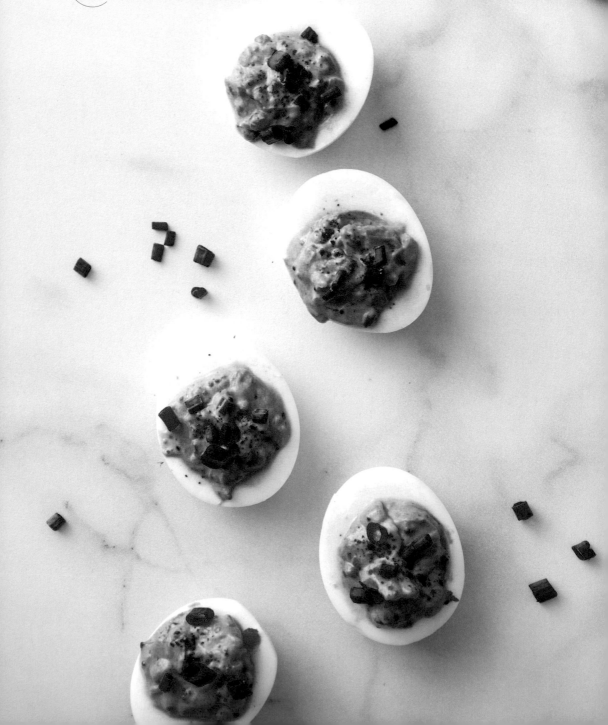

15 min

一般的水煮蛋吃膩了，或是需要減脂版的派對輕食時，就可以試試看這個簡單又很吸睛的蛋料理。這道餐點在歐洲和北美很受歡迎，好吃到被稱為「魔鬼蛋（Deviled Egg）」，你也快來嘗試看看吧！

Ingredients

雞蛋 4 顆
洋蔥 20g
珠蔥 1 條
松露油 少許（可省略）

調味料

希臘優格 1 大匙
芥末籽醬 1/2 大匙
料理糖漿（可用果糖或蜂蜜替代）1 大匙
胡椒 少許

How to cook

1
將雞蛋放入鍋子後倒入水，水位大約蓋過雞蛋的一半，以大火煮 9 分鐘，撈起備用。

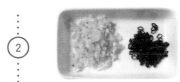

2
將洋蔥和珠蔥洗淨後，儘可能將洋蔥和珠蔥切碎。

3
煮好的雞蛋放入冷水中，剝殼後對半直切。

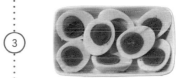

4
用小湯匙挖出蛋黃後，將所有蛋黃裝入另一個碗中備用。

5
將洋蔥末、珠蔥末和調味料食材放入裝有蛋黃的碗，全部攪拌均勻。

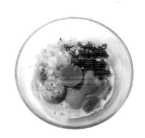

6
用湯匙舀出拌好的食材，放在蛋白的凹洞處。

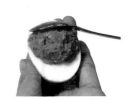

7
裝盤後，在上方淋一些松露油，即可享用。

DANO's TIP

如果想要讓蛋黃的位置在正中間，就要在雞蛋快煮滾前持續往同個方向攪拌 1 分鐘。這樣就能讓蛋黃留在圓心。可以在煮蛋的水中放入醋和鹽，這樣當雞蛋出現裂痕時，就能有效阻止蛋白混入水中。

06 拔絲椰子地瓜

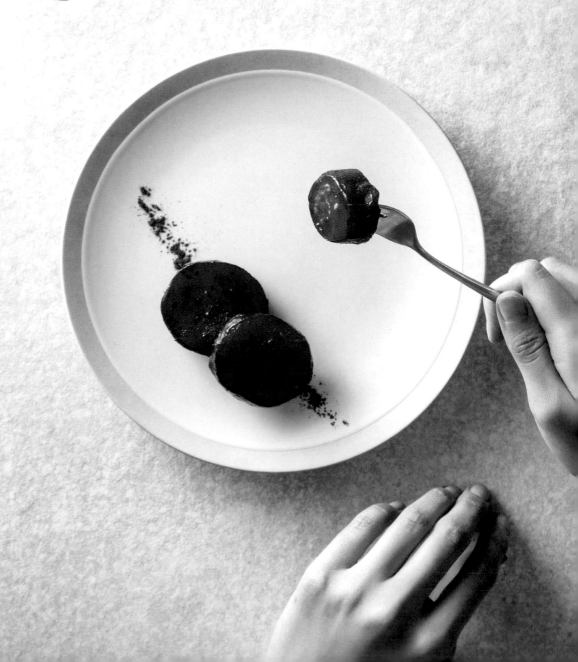

這並非一般油炸的拔絲地瓜，而是用椰子油炒的拔絲地瓜。地瓜和椰子油的組合能製造出奶油般的香濃風味，製作時間只要十分鐘，輕鬆就能享用到健康版的美味拔絲地瓜。

Ingredients

地瓜 150g
椰子油 1 大匙
料理糖漿（可用果糖或蜂蜜替代）2 大匙
肉桂粉 1/3 大匙

How to cook

1

用流動的水仔細清洗地瓜後，切成厚度約 1cm 的帶皮地瓜圓片。

👉 不要切得太大塊，否則料理時間會拉長。

2

將處理好的地瓜放在耐熱碗中，在碗裡加入少許的水，微波加熱 2-3 分鐘。

3

將煮熟的地瓜放在廚房紙巾上，吸取表面的水分。

👉 要儘可能吸取水分，這樣碰到椰子油的時候才不會噴油。

4

將椰子油倒入平底鍋，放入地瓜後，以中火將兩面煎至金黃。

5

轉小火，倒入料理糖漿和肉桂粉，攪拌 1 分鐘左右，讓糖漿均勻包覆在地瓜上之後即可享用。

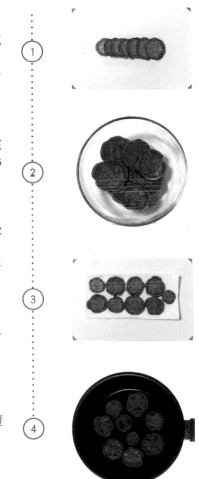

07 香蕉優格布丁

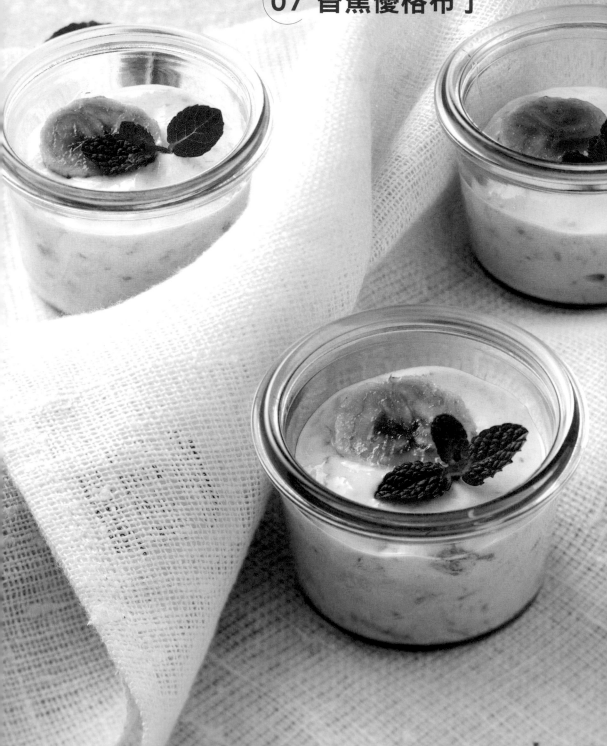

5 min　　**DANO 推薦**

在美國影集《慾望城市》裡出現過的紐約知名麵包店 Magnolia Bakery，最暢銷的招牌產品正是香蕉布丁！DANO 將這款香蕉布丁改良成低脂版，用優格取代原本的鮮奶油和卡士達醬，不用烤箱、不用微波爐，做起來超級簡單、吃起來美味又無負擔！

Ingredients

香蕉 1 條
希臘優格 100g
料理糖漿（可用果糖或蜂蜜替代）1~2 大匙（可依喜好調整）
香草精 1~2 滴（可省略）
牛奶 1~2 大匙（可省略）
香蕉片 適量（點綴用）

How to cook

1

將香蕉放入碗中，用叉子將香蕉壓成泥狀。

2

放入希臘優格、料理糖漿、香草精後攪拌均勻。如果這時已經太濃稠攪拌不動，可加入一點牛奶，做出如卡士達醬般的感覺。

3

裝在透明容器或杯子中，放上裝飾用的香蕉片後即可享用。

☛ 可以放進冰箱冷藏 1~2 小時再吃，冰冰的更好吃。

①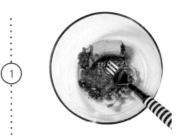

②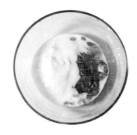

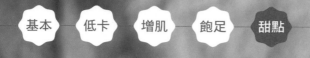

08 黑巧克力冰淇淋

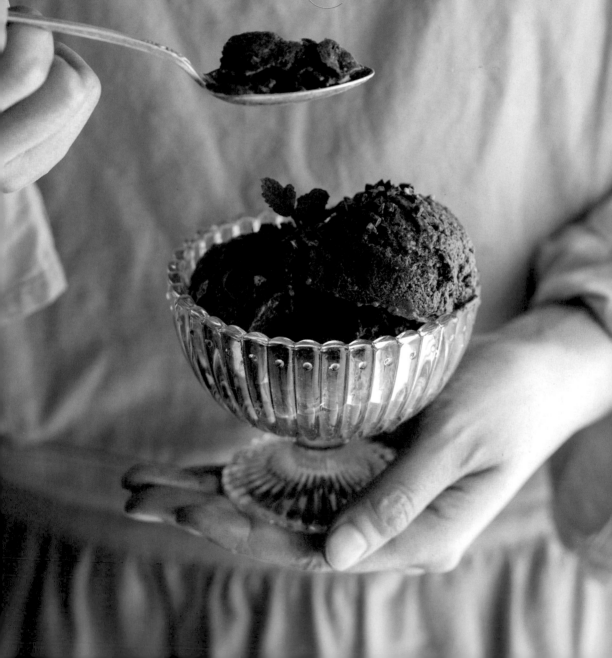

市售冰淇淋雖然美味，卻含有過多的鮮奶油和砂糖。DANO 版的冰淇淋利用太白粉提升黏性，吃起來就像義式冰淇淋一樣綿密，讓你能享用甜食又不攝取過多糖分。這款冰淇淋要稍微解凍過後再吃，否則質地會像雪酪一樣硬。

Ingredients

牛奶 360g
巧克力碎粒 2 大匙
巧克力粉 2 大匙
甜菊糖 3 大匙
太白粉 1 大匙
咖啡粉 1/3 大匙（可省略）
鹽 少許

How to cook

1
將所有食材放入碗中，用打蛋器攪拌均勻，打散結塊的粉末。

2
將攪拌好的食材倒入鍋中，以中火一邊攪拌、一邊加熱，煮滾後，轉小火繼續邊攪拌邊加熱 5 分鐘。
☛ 請持續攪拌，以免黏鍋。

3
待呈現稀粥般流動的狀態時即可關火，放在室溫下靜置冷卻後，裝進可冰入冷凍庫的容器。
☛ 避免使用玻璃容器，否則冰入冷凍庫後可能會裂開。

4
將整個容器冰入冷凍庫 2-3 小時後，就可以用冰淇淋勺或湯匙挖取，裝在漂亮的玻璃杯裡開心享用。

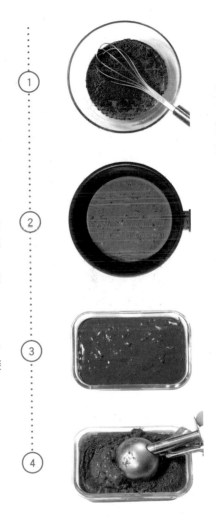

DANO's TIP

如果家裡有冰棒製冰盒，就能直接製作成冰棒，吃起來更方便喔！

09 酪梨巧克力醬

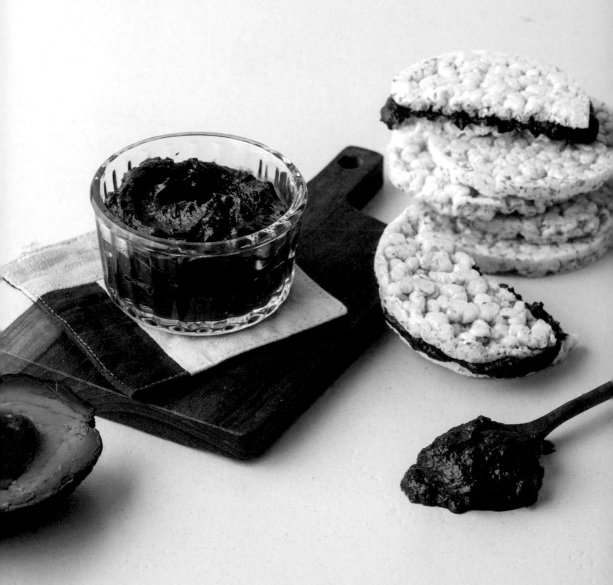

利用酪梨軟嫩的質地和溫和的味道做出低脂版的巧克力醬，酪梨富含蛋白質及優質脂肪，是營養價值非常高的食材。當你非常想吃甜食、就是忍不住想抹果醬時，一定要試試看！不僅可以當作抹醬，也可以當成巧克力布丁單吃。

Ingredients

酪梨 1 顆（可替換成酪梨醬 100g）

料理糖漿（可用果糖或蜂蜜替代）2 大匙

巧克力碎粒 1 大匙（可替換成碎堅果）

巧克力粉 2 大匙

杏仁粉 1 大匙

How to cook

1

將酪梨洗淨後對半切開，去籽、去皮，備用。

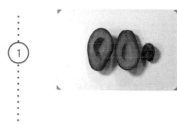

2

將處理好的酪梨放入碗中，用叉子壓成泥。

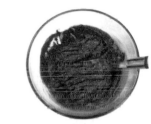

3

將剩餘的食材全都放入碗中攪拌均勻。完成後放入冰箱冷藏，冰過後即可享用。

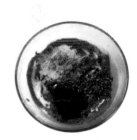

DANO's TIP

酪梨熟透時，表皮會變為接近黑色的褐色。熟透的酪梨如果還沒有要食用，可用報紙包裹後冰入冰箱蔬果冷藏室，可保存約七天。

⑩ 燕麥黑芝麻糕

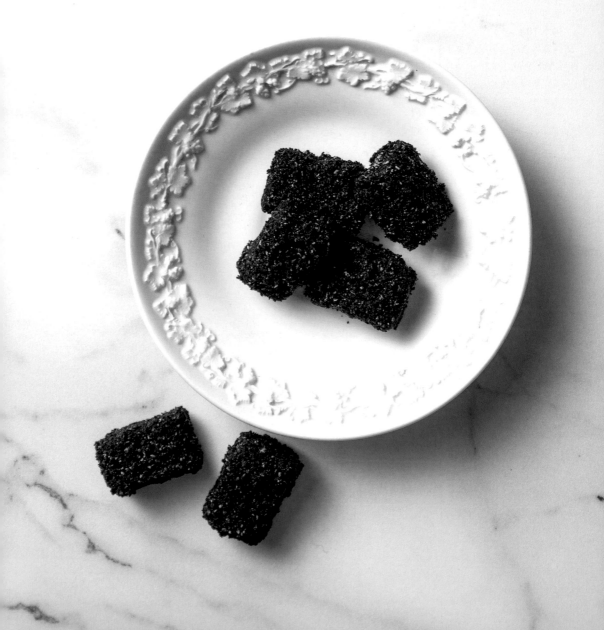

這款黑芝麻糕用燕麥代替了麵粉,將燕麥加入熱水後,燕麥中的碳水化合物會因高溫和水分而膨脹、出現黏性,這時加入少許太白粉,就能使口感更有嚼勁。只要使用熱水和微波爐就能做出口感 Q 彈的傳統糕點,讓人超有成就感!

Ingredients

燕麥粉 40g
太白粉 10g
甜菊糖 1 大匙
鹽 少許
熱水 70g
料理糖漿(可用果糖或
蜂蜜替代)2 大匙
黑芝麻粉 3 大匙

How to cook

1
將燕麥粉、太白粉、甜菊糖和鹽放入碗中後攪拌均勻。

2
倒入熱水後以湯匙攪拌均勻,製成麵團。

3
將麵團揉到表面看不見粉末後,即可放進微波爐加熱 1 分鐘。

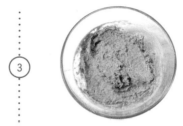

4
將加熱過的麵團放在砧板上,用擀麵棍擀成 1 ～ 2cm 的厚度,並切成適合入口的大小。

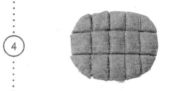

5
將料理糖漿均勻塗在切好的麵團上。

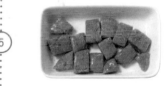

6
將黑芝麻粉倒入寬盤,在盤子裡放入加熱過的麵團,使其在盤子上滾動,待每一面都均勻沾上芝麻粉後即完成。

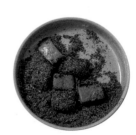

DANO's TIP

可以試著加入黃豆粉或其他粉末,做出自己想吃的口味。

11 燕麥香蕉布朗尼

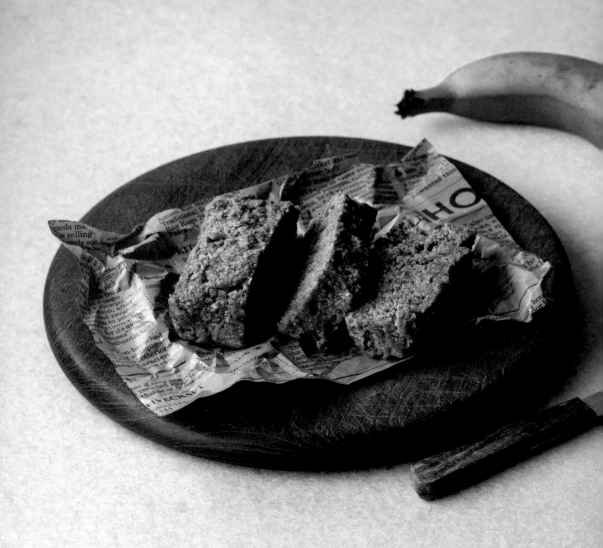

10 min　素食

這道甜點獻給在減肥時也無法放棄甜食的你，尤其適合有健身習慣的族群。只要利用減肥時的常備食材——燕麥和香蕉，就能輕鬆完成這道甜點。食材簡便、作法簡單，而且食材都是植物性的，所以素食者也能放心享用。

Ingredients

香蕉 1 條
椰子油 1 大匙
燕麥粉 40g
杏仁粉 30g
泡打粉 1/2 大匙
甜菊糖 1 大匙
肉桂粉 1/2 大匙（可省略）
葡萄籽油 少許

How to cook

1
將香蕉和椰子油放入碗中，用叉子將香蕉壓成泥。

2
放入燕麥粉、杏仁粉、泡打粉、甜菊糖和肉桂粉後，全部攪拌均勻，製成麵團。

3
取一耐熱容器，將廚房紙巾沾上葡萄籽油後，均勻塗抹在耐熱容器的內部。

4
將揉好的麵團倒入後，放進微波爐加熱 3 分鐘。取出後，用筷子戳入麵團，如果筷子可快速抽出不沾黏，表示已經烤熟，即可放心享用。

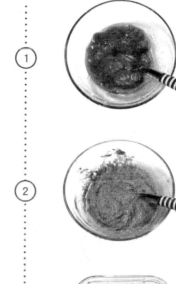

DANO's TIP

建議使用已經熟透、表面出現些許斑點的香蕉，這種香蕉的甜度較高，會比新鮮的香蕉更好吃喔！

12 黑豆米香

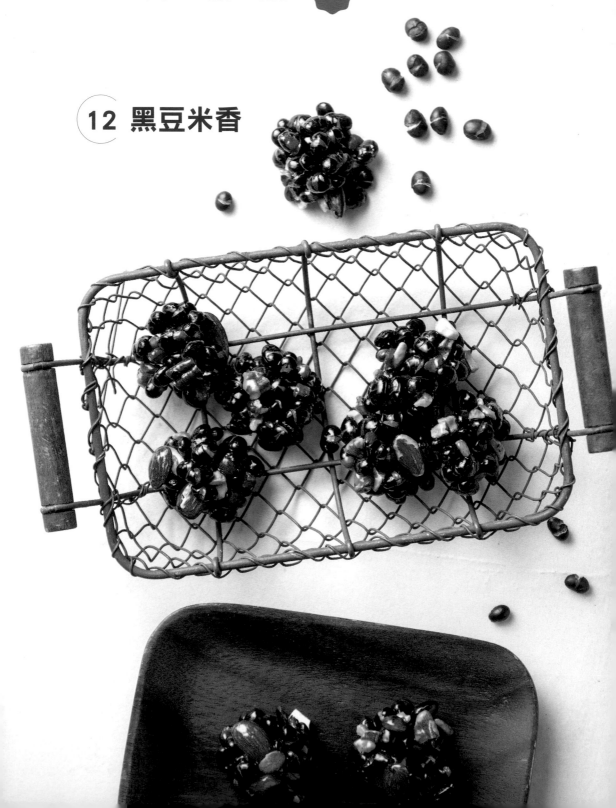

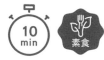

米香是一道韓國傳統零食,吃起來類似於台灣的街頭小吃「爆米香」,酥脆的米外面沾滿了糖漿,總讓人忍不住一口接一口。DANO 改良成零添加物的健康版零食,使用營養價值更高的炒黑豆加上堅果,快來試試看,你一定會立刻愛上黑豆純粹的原味!

Ingredients

炒過的黑豆 100g
炒過的堅果 30g
水 2 大匙
料理糖漿(可用果糖或蜂蜜替代)2 大匙
甜菊糖 2 大匙
葡萄籽油 少許

How to cook

1

將黑豆和堅果放入碗中攪拌均勻。

☞ 比較大顆的堅果需要事先切碎,下鍋拌炒時才能順利結塊。

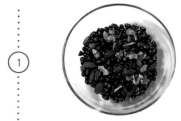

2

將水、料理糖漿、甜菊糖放入平底鍋,持續以小火加熱,直到出現淡棕色。

3

關火後,放入已攪拌均勻的黑豆和堅果,在鍋中持續均勻攪拌。

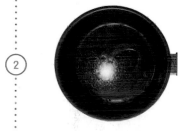

4

稍微放涼後,手上沾點葡萄籽油,用手折成適合入口的大小,放涼並凝固後即可享用。

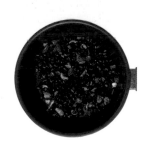

DANO's TIP

市面上可以買到現成的炒黑豆,也可以自己在家製作。先將黑豆泡在清水裡約半天,讓黑豆膨脹,儘可能瀝乾水分後,在平底鍋上用小火慢慢地乾炒即可。等到黑豆豆皮剝落,變得酥脆就完成了。

13 莓果冰茶

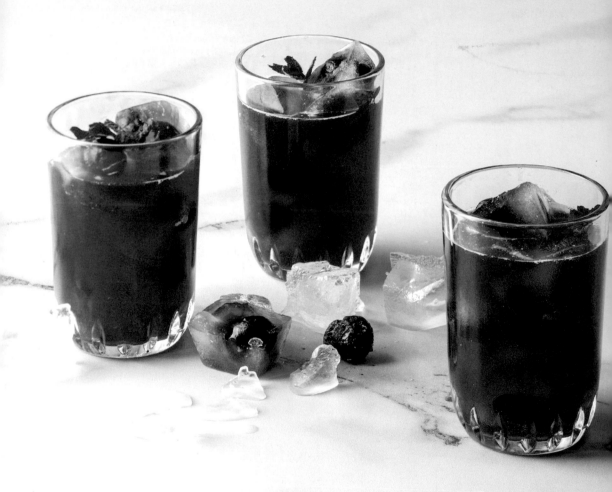

5 min

不含
冷凍時間

素食

天氣熱的時候，許多人習慣隨手來一杯手搖飲，小心糖量立刻爆表！這款冰茶不是用糖粉泡出來的，而是加入真正的水果所製成的清涼冰茶。在減肥期間放心享受甜食是最基本也是最困難的任務，試著感受看看沒有人工香料、真正的水果帶來的清涼感吧！

Ingredients

冷凍藍莓 適量
冷凍草莓 適量
檸檬汁 90g
紅茶茶包 1 包
熱水 180g
甜菊糖 1 大匙

How to cook

1
在製冰盒中放入切成小塊的草莓和藍莓。

2
倒入檸檬汁，用檸檬汁填滿水果間的縫隙，再放入冰箱冷凍庫。

3
將熱水倒在透明杯中，放入紅茶茶包，泡 1 分鐘，充分泡開。

4
取出茶包，加入甜菊糖，持續攪拌至融化。

5
將水果冰塊放入紅茶杯中，充分攪拌後，就能喝到冰冰涼涼的飲料。

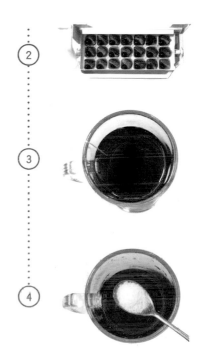

14 草莓優格奶昔

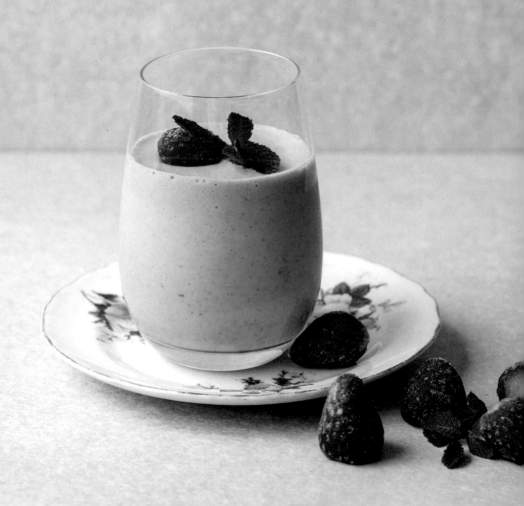

市售優格奶昔看似健康，但實際上添加了許多鮮奶油，糖分和卡路里非常驚人。此外，一般優格都不是使用真正的優格，而是使用含有大量砂糖的優格粉。雖然在家自己做的成本較高，但一定更營養、更健康，請好好享受自己親手製作優格的美妙滋味。

Ingredients

冷凍草莓 100g
牛奶 90g
甜菊糖 1 大匙
希臘優格 50g

How to cook

1
事先將冷凍草莓放在常溫中稍微解凍，太大塊的草莓可切半。

2
將牛奶和甜菊糖倒入杯中，攪拌至融化。

3
將希臘優格、草莓和牛奶等所有食材放入食物攪拌機攪碎，即完成。

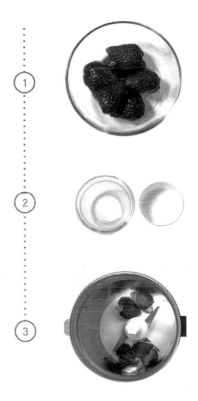

15 藍莓香蕉奶昔

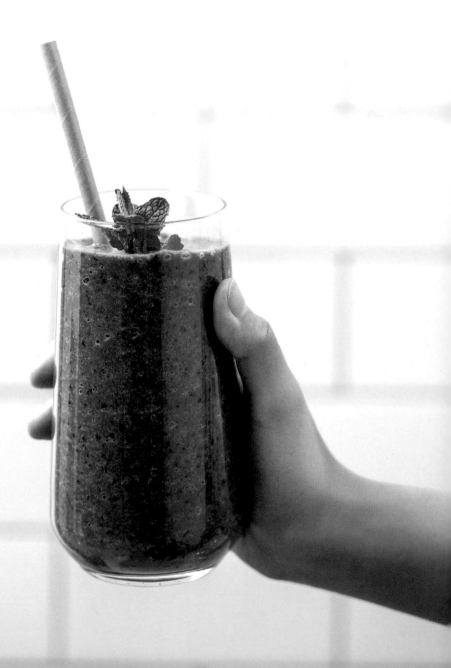

這杯奶昔中的藍莓和紫甘藍都富含花青素，紫甘藍中豐富的膳食纖維更是天然的消化劑，可保護胃壁。加入香蕉，可以中和紫甘藍的「菜味」。這杯奶昔的功效類似於高麗菜綠拿鐵，卻超級美味！

Ingredients

紫甘藍（紫高麗菜）
80g
香蕉 80g
冷凍藍莓 80g
牛奶 180g

How to cook

1

用流動的水清洗紫甘藍後，甩乾水分，切成大塊。香蕉切成適合入口的大小。

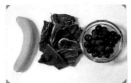

2

將紫甘藍、香蕉、冷凍藍莓和牛奶等所有食材放入食物攪拌機攪碎，即完成。

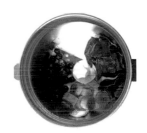

DANO's TIP

使用食物攪拌機時，要先放入質地鬆軟的食材在接觸刀片的底部，食材才容易攪拌均勻。

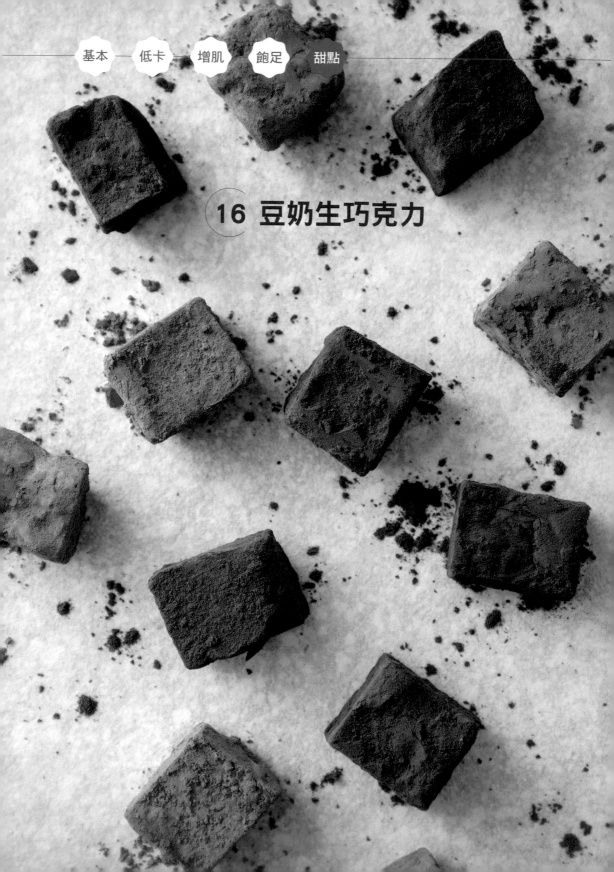

16 豆奶生巧克力

10 min
不含
冷凍時間

素食

用苦中帶甜的黑巧克力為基底加入豆奶，製作出口感綿密的豆奶生巧克力。放入冷凍庫凝固後，即使表面不平整，或是切下來的形狀不漂亮，也不用太過於擔心，因為最後會撒上巧克力粉當作裝飾，成品絕對有模有樣！

Ingredients

黑巧克力 100g
椰子油 2 大匙
無糖豆奶 30g（可替換成牛奶）
無糖巧克力粉或綠茶粉適量

How to cook

1

將黑巧克力放入碗中，放進微波爐加熱 1 分鐘，取出後攪拌一下，再加熱 1 分鐘。

☞ 中間要從微波爐取出一次，分段加熱以免燒焦。

2

將椰子油放入已融化的黑巧克力中攪拌均勻。

3

分兩～三次倒入稍微加熱過的豆奶後，攪拌均勻。

☞ 如果直接倒入冷豆奶，可能會出現分離現象。

4

在一深盤中鋪上烘焙紙，倒入巧克力糊後，蓋上蓋子放進冷凍庫 30 分鐘，使其固定成形。

5

固定成形後，將凝固的巧克力取出，切成長寬 3cm 大小的正方形。

6

在巧克力表面均勻撒上巧克力粉或綠茶粉，即可享用。

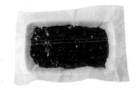
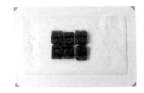
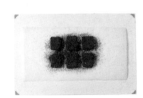

DANO's TIP

如何挑選好的黑巧克力

· 請選擇巧克力含量超過 70% 的黑巧克力，「巧克力含量」意指可可液和可可脂的總含量。

· 請選擇不含植物性油脂（例如：棕櫚油）的可可脂。

⟨17⟩ 香蕉花生夾心

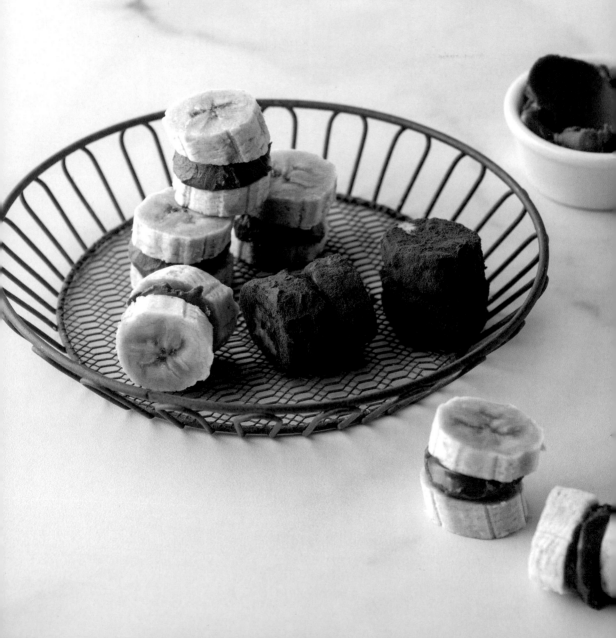

這個一口甜點主要使用香蕉和花生醬製作而成。許多減肥的人把花生醬視為減肥大敵,其實花生醬的成分是堅果,而堅果富含不飽和脂肪酸,是減肥者的優質油脂來源。關鍵是要選擇沒有過多糖分和人工添加物的花生醬。

Ingredients

香蕉 1 條
無糖花生醬 1 大匙
無糖可可粉 適量

How to cook

1

香蕉切成 1cm 厚的圓片。

2

在香蕉的其中一面塗上厚厚的花生醬,再疊上香蕉。

3

在香蕉表面均勻沾上可可粉,冰在冷凍庫 1~2 小時候再享用,吃起來會更美味喔!

☞ 可裝在塑膠袋裡輕輕搖晃,就能輕鬆沾取可可粉。

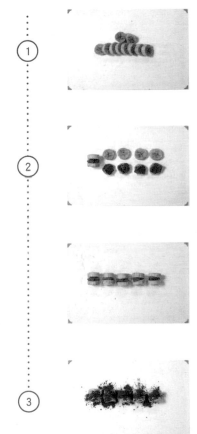

DANO's TIP

如何挑選好的花生醬

· 花生含量越接近 100% 越好。

· 請選擇不含砂糖,或糖分含量低於 5% 的花生醬。

· 請選擇不含乳化劑的花生醬。

⑱ 蘋果派格蘭諾拉穀片

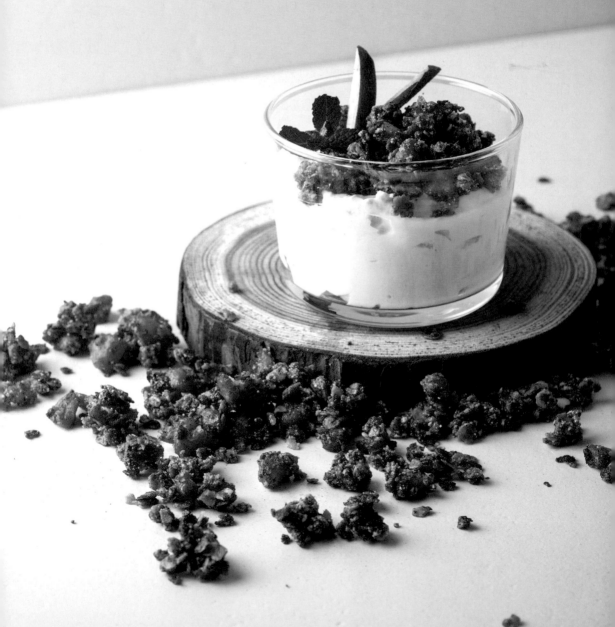

減肥竟然還可以吃蘋果派？而且口感酥脆，能夠吃到真正的蘋果粒！
DANO 教你用燕麥和蘋果製成穀麥片（Granola）型態的蘋果派，直接吃就很好吃，搭配優格或牛奶更是超級美味！

Ingredients

蘋果 1/2 顆
椰子油 2 大匙
料理糖漿（可用果糖或
蜂蜜替代）3 大匙
肉桂粉 1/2 大匙
鹽 少許
杏仁粉 30g
燕麥 30g

How to cook

1

將蘋果洗淨後，去皮、切丁。

2

將椰子油倒入平底鍋，放入處理好
的蘋果以中火翻炒，炒到蘋果轉成
棕色。

3

放入料理糖漿、肉桂粉、鹽之後，
再多炒 2 分鐘。

4

最後放入杏仁粉和燕麥，繼續炒 2
分鐘，靜置放涼後即可享用。

☞ 搭配希臘優格或牛奶一起吃，更加
美味！

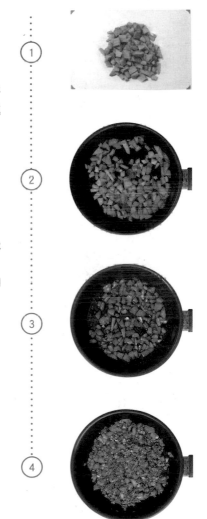

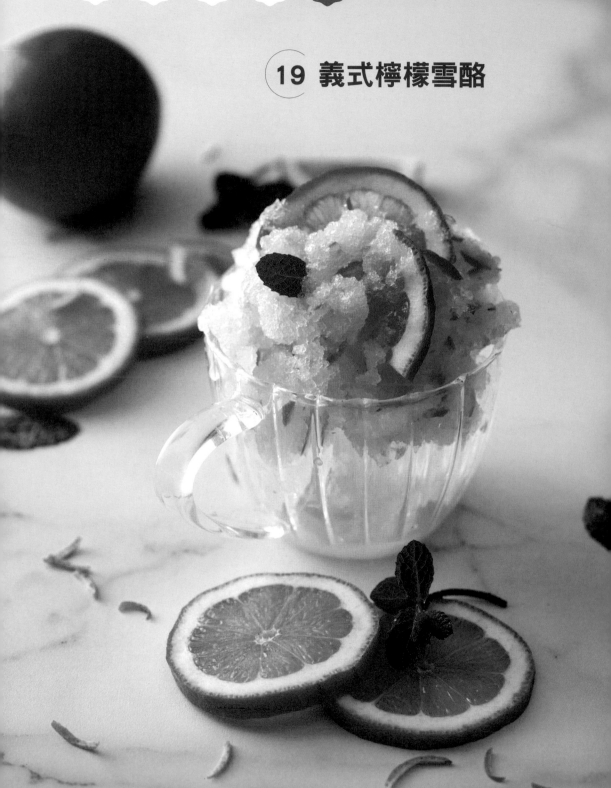

19 義式檸檬雪酪

5 min
不含
冷凍時間

素食

這是一道來自義大利西西里島的傳統冰品，義大利語稱為格蘭尼達（Granita），以不甜的水果、水和砂糖組成。只要用甜菊糖取代砂糖，就能降低糖分攝取。如果購買市售檸檬汁，請選擇無添加物的現榨檸檬汁。

Ingredients

檸檬 1 顆（可替換成檸檬汁 90g）
水 180g
甜菊糖 2 大匙

How to cook

1
將檸檬洗淨後對半切開，用檸檬榨汁器榨出新鮮檸檬汁。

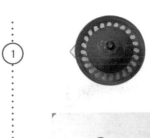

2
切下些微的檸檬黃皮後剁碎，製成檸檬碎皮。
☞ 要避免切到白色的地方，否則會有苦味。

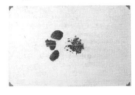

3
將檸檬汁、檸檬碎皮、水和甜菊糖放入碗中攪拌均勻。

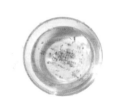

4
混合後倒入製冰盒，冰在冷凍庫 1~2 小時，使其完全結凍。

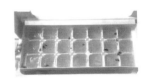

5
享用前，先從冰箱取出放在常溫下，待稍微解凍後再放入食物攪拌機攪碎，製作成雪酪。

DANO's TIP

除了西瓜、藍莓、草莓類的水果之外，小黃瓜或芹菜也是適合製作雪酪的優質食材。

20 葡萄柚甜椒果汁

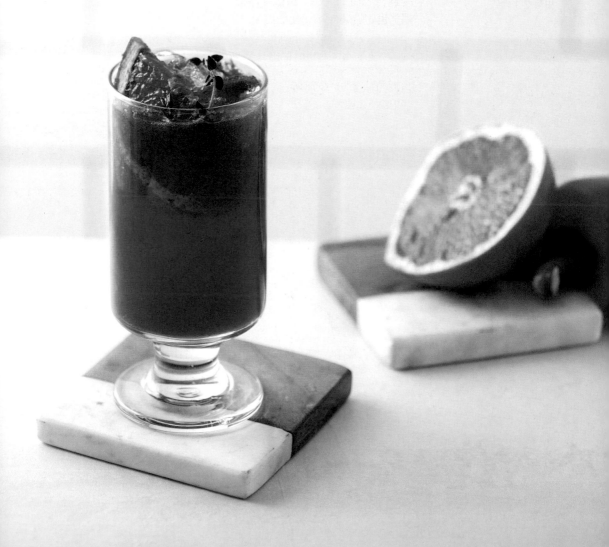

甜椒比青椒的果肉更厚、更甜，很適合當成爽口的水果直接咀嚼，打成果汁也很棒。如果加上清新的葡萄柚和檸檬，就能組合成一杯清爽酸甜的果汁。

Ingredients

葡萄柚 1/2 顆（100g）
甜椒 50g
氣泡水 200g
檸檬汁 10g
甜菊糖 1 大匙

How to cook

1

將葡萄柚洗淨後，儘可能切除葡萄柚的果皮、太硬的部分和種子，切成適合入口的大小；甜椒洗淨後，同樣也切成適合入口的大小。

 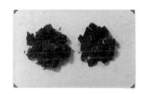

2

將葡萄柚、甜椒、氣泡水、檸檬汁和甜菊糖等所有食材放入食物攪拌機攪碎，即完成。

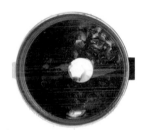

DANO's TIP

葡萄柚特有的苦味來自於包覆果肉的白皮部位，所以要儘可能完全剝掉。

澱粉控必讀！戒甜食的撇步

「像我這麼愛吃甜食的螞蟻人，也可以改變嗎？」

以前的我，從早上一睜開眼睛到晚上睡覺前，一整天都在吃甜食。蛋糕、布朗尼、餅乾、冰淇淋總是形影不離。就算三餐都吃得很健康，我依然無法放棄餐後那一塊甜點，每次吃完後都感到相當後悔。

我花了很長的時間才知道為什麼自己無法戒掉甜點。當我們的體內缺乏能量時，砂糖、白飯和麵粉這類精緻碳水化合物會快速鎮定我們疲憊的身心。問題是，這類精緻碳水化合物和糖分提供的飽足感無法持久，讓你吃完之後又立刻想吃東西，不僅如此，大腦對於糖分的需求還會越來越強。

> 「喔～原來我的身體急著尋找能量來源，所以大腦才會在滿足一次甜食的慾望後，又想繼續吃甜食。」

突破慣性的第一步，就是從瞭解自己這樣的狀態開始。如果無法戒掉精緻碳水化合物和糖分，那麼可先從以下介紹的幾個飲食習慣開始嘗試看看。

① 早餐吃得清淡一點

如果很難在一夕之間戒掉所有吃甜食的習慣，那麼至少試著避免在早上起床後的第一餐攝取精緻碳水化合物。如果早餐是吃糖分含量高的麥片，或是甜到不行的濃縮果汁，我們的大腦會習慣從第一餐開始就受到強烈的刺激，所以一整天就會渴望更大的刺激。

想要擺脫對甜食的癮頭，就要中和甜味對腦的刺激，讓腦學會對極少量的甜味變得非常敏感。這麼說來，如果馬上戒掉所有的甜癮，大腦可能會因為沒有接受到平常的能量來源，而啟動補償機制，因此演變成暴飲暴食，所以要用漸進式的方式地做出改變。

我把早餐改為綠拿鐵，放入羽衣甘藍、青江菜、蘿蔓萵苣等綠色蔬菜嫩葉，再放入一兩樣水果後攪碎後飲用。建議一開始水果和蔬菜的分量各半，再慢慢降低水果的比例來適應口味。

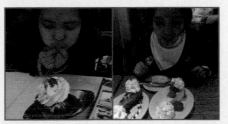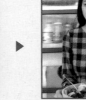

Before　　　　　　　　　　After

② 用健康的食物做出喜歡的食物

每個人一定都會有自己最愛的甜點。雖然明知道對身體不好，也無法拒絕享用甜點的樂趣。所以請試著將成分替換成比較健康的食材，親手做出最接近喜愛甜點的外型和口感吧！相信你一定可以找到能更放心享受的靈魂食物。

可以運用燕麥粉、糙米粉、全麥粉、黑巧克力，製作出巧克力餅乾；用巧克力粉和豆腐製作成布朗尼；用糙米麵包和希臘優格做出口感像蛋糕的甜點。動手做做看，就能親自用眼睛和手體驗到，市售甜點為了做出所謂好吃的味道，要加進多麼大分量的糖。

③ 充足的睡眠和運動

帶來強烈快感的荷爾蒙「多巴胺」跟上癮有非常密切的關係。我們的大腦最需要「快樂」的時間點，就是身體很疲勞或是內心無力的時候。就好比工作累時會想要抽菸、壓力大就想吃甜食，準備考試時，電玩是最好玩、最無法戒掉的誘惑。當你的身心感到脆弱時，就是最容易上癮的狀態。

相反地，當身體獲得充分休息、不疲倦、壓力不大的時候，就不容易上癮，就算接觸了幾次也能馬上停止。充分的睡眠和適當的運動能讓身心休息，也是擺脫對甜食上癮的根本解方。

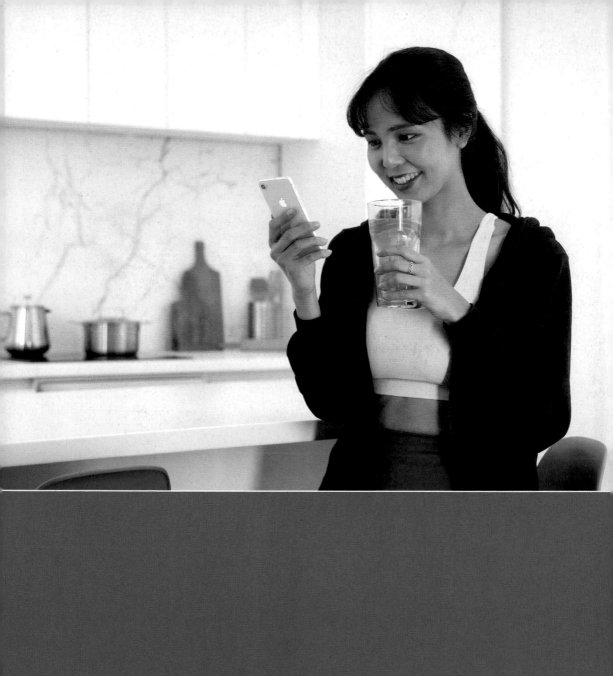

針對 4 大族群的
每日飲食計畫

為了讓忙碌的讀者更方便使用本書，
DANO 配合各種狀況擬定了 7 日 & 3 日飲食計畫。
專為上班族、素食者、低碳日、減鹽日設計。

我們用科學的方式制定了一日三餐食譜，
要對自己有信心，跟著實行一週看看，
絕對會讓你吃飽又變瘦！

上班族的 7 日輕食計畫

身為忙碌的上班族，早晨的每分每秒都很珍貴。有鑑於此，我安排了能在短時間完成且可以快速解決的輕食早餐，中餐則使用前一天晚餐吃的優質料理作為便當。至於晚餐，可以準備很有飽足感的料理，慰勞自己努力工作一整天的辛勞，也能在心理上得到滿足。

	一	二	三	四	五	六	日
早餐	草莓優格奶昔 P202	藍莓香蕉奶昔 P204	葡萄柚甜椒果汁 P214	純素豆腐優格 P72	香蕉優格布丁 P188	燕麥番茄炒蛋 P62	蘆筍太陽蛋 P46
午餐	菠菜野菇沙拉 P58	雞肉豆腐漢堡排 P98	焗烤嫩豆腐 P44	鷹嘴豆泥蔬菜球佐沙拉 P92	番茄雞肉義式冷麵 P80	香甜韓式菜蛋吐司 P132	蟹肉蛋炒飯 P82
晚餐	韭菜雞肉燕麥粥 P112	花椰菜米蝦仁炒飯 P104	雞胸肉橡實年糕湯 P150	辣炒地瓜雞 P162	偽韓式辣炒年糕 P136	紫蘇葉豬肉蓋飯 P168	辣豆芽炒魚板烏龍麵 P140

減醣衝刺的 7 日低碳水計畫

這個計畫很適合充滿鬥志卻遇到減肥停滯期的你。在控制飲食的緊繃時期，碳水化合物必須降低到比平常的量更少。重點不是要完全排除碳水化合物，而是儘量避開白飯和麵粉等「精緻碳水化合物」，大幅增加蛋白質比例，提供飽足感。

	一	二	三	四	五	六	日
早餐	酪梨佐納豆荷包蛋 P64	香蔥魔鬼蛋 P184	焗烤嫩豆腐 P44	燕麥番茄炒蛋 P62	純素豆腐優格 P72	越南海鮮蛋煎餅 P142	韓式大白菜煎餅 P52
午餐	生酮紅蘿蔔雞蛋飯捲 P134	港式櫛瓜蝦多士 P152	清燉牛肉蘿蔔湯 P116	櫛瓜鮮蝦義大利麵 P60	墨西哥辣味牛肉醬 P122	白芝麻雞肉燉飯 P160	洋菇瑪格麗特一口披薩 P68
晚餐	普羅旺斯雜燴千層麵 P144	夏日清爽椰子雞湯 P120	白醬鮭魚燉菠菜 P88	南瓜韭菜炒鴨肉 P106	雞胸肉燉白蘿蔔 P124	牛肉壽喜燒 P170	奶油白醬雞胸肉 P94

素食者（奶蛋素）的 7 日蔬食計畫

以下是剛接觸蔬食的初學者也能親易上手的入門菜單。不是完全不碰雞蛋或乳製品的純素，只是不碰肉類，用雞蛋和豆類來補足缺乏的蛋白質。一開始挑戰蔬食時，可能會覺得只吃三餐太不夠，建議在三餐中間補充一些零食。配合 DANO 的食譜執行看看，就會知道日日蔬食並不困難，而且能吃得很開心！

	一	二	三	四	五	六	日
早餐	番茄酪梨燕麥粥 P48	黑芝麻燕麥粥 P54	純素豆腐優格 P72	葡萄柚甜椒果汁 P214	蘋果派格蘭諾拉穀片 P210	燕麥香蕉布朗尼 P196	南瓜巧克力豆司康 P182
午餐	一鍋到底燉蔬菜 P66	鷹嘴豆泥蔬菜球佐沙拉 P92	泰式涼拌青木瓜沙拉 P158	焗烤嫩豆腐 P44	韓式涼拌番茄泡菜 P70	豆皮蟹肉壽司 P100	蘆筍太陽蛋 P46
晚餐	南瓜佐起司半熟蛋 P74	生酮紅蘿蔔雞蛋飯捲 P134	馬鈴薯燕麥麵疙瘩 P146	地瓜起司煎餅 P56	夏威夷拌飯佐花生醬 P96	菠菜野菇沙拉 P58	芝麻香菇嫩豆腐 P110
零食	豆奶生巧克力 P206	義式檸檬雪酪 P212	香蕉花生夾心 P208	黑豆米香 P198	燕麥黑芝麻糕 P194	地瓜布朗尼 P176	莓果冰茶 P200

消水腫的 3 日低鹽計畫

在人生中的重大活動或是有拍攝照片的需求時,可以進行這個短期飲食計畫。不只健康,也可以有效消水腫。這時的重點是降低鹽分,運用檸檬汁或醋等酸味食材來提味,搭配有豐富鉀含量的地瓜、香蕉、酪梨等蔬果一起吃,就能更有效排出體內的鈉。

	第一天	第二天	第三天
早餐	葡萄柚甜椒果汁 P214	藍莓香蕉奶昔 P204	草莓優格奶昔 P202
午餐	鷹嘴豆泥蔬菜球佐沙拉 P92	夏威夷拌飯佐花生醬 P96	生酮紅蘿蔔雞蛋飯捲 P134
晚餐	燕麥番茄炒蛋 P62	松露洋菇豆奶濃湯 P156	夏日清爽椰子雞湯 P120
零食	燕麥香蕉布朗尼 P196	香蕉優格布丁 P188	義式檸檬雪酪 P212

台灣廣廈 國際出版集團
Taiwan Mansion International Group

國家圖書館出版品預行編目（CIP）資料

突破慣性激瘦飲食：無痛-20KG！減重女王DANO教你改吃速瘦料理，低卡、
高纖、高蛋白，1天1次，7天養成易瘦體質/李智秀，李愛利著；葛瑞絲翻譯. --
初版. -- 新北市：瑞麗美人國際媒體，2022.03
　　面；　公分
ISBN 978-626-95117-1-6(平裝)

1.減重 2.健康飲食 3.食譜

411.94　　　　　　　　　　　　　　　　　　110021765

 瑞麗美人

突破慣性激瘦飲食

無痛-20KG！減重女王DANO教你改吃速瘦料理，低卡、高纖、高蛋白，1天1次，7天養成易瘦體質

作　　者／李智秀、李愛利	編輯中心編輯長／張秀環・執行編輯／周宜珊
譯　　者／葛瑞絲	封面設計／林珈仔・內頁排版／菩薩蠻數位文化有限公司
	製版・印刷・裝訂／東豪・弼聖・明和

行企研發中心總監／陳冠蒨	線上學習中心總監／陳冠蒨
媒體公關組／陳柔彣	產品企製組／黃雅鈴
綜合業務組／何欣穎	

發　行　人／江媛珍
法律顧問／第一國際法律事務所 余淑杏律師・北辰著作權事務所 蕭雄淋律師
出　　版／瑞麗美人國際媒體
發　　行／蘋果屋出版社有限公司
　　　　　地址：新北市235中和區中山路二段359巷7號2樓
　　　　　電話：（886）2-2225-5777・傳真：（886）2-2225-8052

代理印務・全球總經銷／知遠文化事業有限公司
　　　　　地址：新北市222深坑區北深路三段155巷25號5樓
　　　　　電話：（886）2-2664-8800・傳真：（886）2-2664-8801
郵政劃撥／劃撥帳號：18836722
　　　　　劃撥戶名：知遠文化事業有限公司（※單次購書金額未達1000元，請另付70元郵資。）

■出版日期：2022年03月
ISBN：978-626-95117-1-6　　　　　版權所有，未經同意不得重製、轉載、翻印。

맛있고 배부른 다노 다이어트 레시피 (DANO DIET COOKBOOK: Delicious Satisfying Simple Recipes for Weight Loss)
by 이지수 (Jisoo Lee), 이애리 (Aeri Lee)
Copyright © Jisoo Lee, Aeri Lee, 2021
All rights reserved.
Originally published in Korea by ScienceBooks Co., Ltd. Seoul.
Complex Chinese Copyright © Apple House Publishing Company, 2022
Complex Chinese translation edition is published by arrangement with Jisoo Lee, Aeri Lee c/o ScienceBooks Co., Ltd. through M.J. Agency,
in Taipei.